DE LA

CONTUSION DU REIN

D'APRÈS L'EXAMEN COMPARÉ

DE

QUARANTE OBSERVATIONS

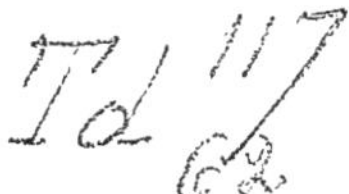

DE LA

CONTUSION DU REIN

D'APRÈS L'EXAMEN COMPARÉ

DE

QUARANTE OBSERVATIONS

Par le Dr A. BLOCH,

Ancien interne en médecine et en chirurgie des hôpitaux de Paris,
Médaille du choléra (1865),
Médailles de bronze de l'Assistance publique (1866 et 1871).

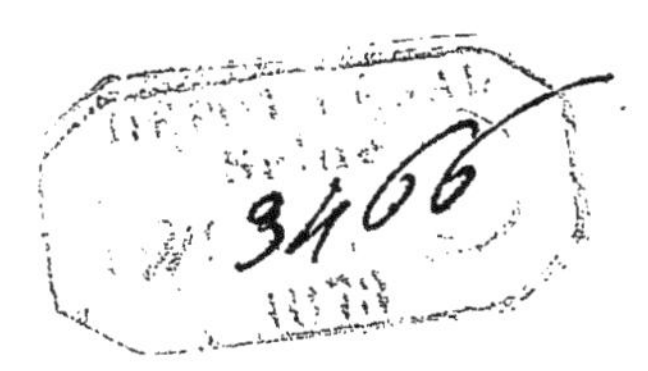

PARIS

LIBRAIRIE LOUIS LECLERC

14, RUE DE L'ÉCOLE DE MÉDECINE, 14.

—

1873.

A LA MÉMOIRE DE MA MÈRE

A MES GRANDS PARENTS.

A MES PARENTS.

A MES FRÈRES.

A TOUTE LA FAMILLE

A M. LE DOCTEUR HIRTZ,

Professeur de l'ancienne Faculté de médecine de Strasbourg.

AVANT-PROPOS

Ayant eu l'occasion, pendant notre internat à l'Hôtel-Dieu (année 1872), d'observer un cas de contusion du rein, remarquable par la marche particulière que la maladie a suivie, nous avons cru devoir comparer entre elles et avec la nôtre, les principales observations du même genre, afin de pouvoir établir des conclusions générales au sujet de l'anatomie pathologique, de la symptomatologie et du diagnostic de cette affection.

L'histoire de la contusion rénale a été faite par Rayer en 1839, dans son *Traité des Maladies des reins*, et par M. Ravel, en 1870, dans sa thèse inaugurale sur les *lésions traumatiques des reins*.

Cependant, les ouvrages de pathologie externe sont très-brefs sur cette question. De plus, nous avons consulté les travaux de quelques-uns des médecins anglais et allemands (1) qui, depuis Rayer, ont publié des traités spéciaux sur les *maladies des reins*, et nous avons vu que ces

(1) Les ouvrages que nous avons parcourus sont ceux de :
Johnson. Diseases of the Kidney, London, 1852.
Vogel. Krankheiten der harnbereitenden organen, Erlangen, 1863.
W. Roberts. A practical treatise on urinary and renal diseases, London, 1865.
Rosenstein. Pathologie und therapie der Nierenkranheiten, Berlin, 1863-1870.

auteurs ne consacraient pas de chapitre particulier à la contusion rénale. Ils ne parlent de cette maladie qu'en décrivant l'hématurie ou la néphrite traumatique.

Néanmoins, nous avons trouvé dans diverses publications anglaises, quelques observations très-intéressantes que nous rapportons dans ce travail avec deux autre observations tirées de la clinique chirurgicale de Billroth, et avec celles que nous avons trouvées dans différents ouvrages et recueils périodiques français, (traité de Rayer, Mémoires de médecine et de chirurgie militaires, Bulletins de la société anatomique, etc.).

DE LA

CONTUSION DU REIN

D'APRÈS L'EXAMEN COMPARÉ

DE

QUARANTE OBSERVATIONS

DÉFINITION.

Nous décrivons comme contusion du rein, toute déchirure de cet organe, produite par une chute d'un lieu plus ou moins élevé, par un choc ou une pression d'intensité variable, sur la région lombaire ou sur la paroi àbdominale, sans solution de continuité des téguments.

ÉTIOLOGIE.

Avant d'entrer dans l'étude des causes de la contusion rénale, exposons, d'après M. Sappey, les rapports des reins :

« Les reins sont situés dans l'abdomen, sur les parties latérales de la dernière vertèbre dorsale et des deux premières vertèbres lombaires, au-devant du diaphragme et du muscle carré des lombes, en arrière du péritoine et du tube intestinal, au-dessous du foie, qui recouvre en grande partie le rein droit, et de la rate, qui recouvre en partie aussi le rein gauche.

« La face antérieure est convexe, régulière et unie chez l'adulte, bosselée chez l'enfant, et surtout chez le fœtus. Elle ne regarde pas directement en avant, mais en avant ou un peu en dehors. Le péritoine, en se portant vers la colonne lombaire, la revêt dans toute son étendue. Ses autres rapports diffèrent suivant qu'on l'examine à droite ou à gauche. A droite, elle répond : 1° au foie, qui recouvre ordinairement sa moitié la plus élevée, quelquefois ses trois quarts supérieurs, rarement sa totalité ; 2° au côlon ascendant, qui ne repose en général que sur sa moitié inférieure, mais qui lui devient contigu sur une plus grande partie de son étendue, et même dans toute sa hauteur, lorsque le foie est petit, ou lorsque le rein se trouve abaissé ; 3° à la veine cave inférieure et à la seconde portion, ou portion verticale du duodénum. A gauche, elle est en rapport : 1° avec la rate, qui s'applique par son bord postérieur à sa partie supérieure et externe ; 2° avec le côlon descendant, qui lui correspond dans une étendue plus ou moins considérable, suivant qu'il est situé plus ou moins bas ; 3° avec le pancréas, dont l'extrémité terminale repose sur sa partie supérieure ; 4° avec la grosse tubérosité de l'estomac, qui s'appuie aussi sur sa partie la plus élevée. De chaque côté, la face antérieure des reins est encore en rapport avec les circonvolutions de l'intestin grêle, qui s'en rapprochent lorsque le gros intestin se rétracte, et qui s'en éloignent, au contraire, à mesure qu'il se dilate.

« La face postérieure est presque plane, inclinée en dedans et un peu plus large que la précédente. Elle correspond : 1° au diaphragme, qui la sépare de la dernière côte, du dernier espace intercostal et de la partie la plus déclive de la cavité pleurale ; 2° au muscle carré lombaire, dont elle est séparée par le feuillet antérieur de l'aponévrose du muscle transverse de l'abdomen et les deux premières branches du plexus lombaire.

« Le bord externe ou convexe se dirige un peu en arrière. Il répond à l'angle de séparation des deux feuillets du *fascia propria* du péritoine, et repose : 1° supérieurement sur le diaphragme, qui le sépare de la douzième côte, du dernier espace intercostal, et quelquefois aussi de la onzième côte, dont la face interne contourne alors sa partie la plus élevée ; 2° inférieurement sur l'aponévrose antérieure du transverse, sur le bord externe du muscle carré lombaire, et sur le bord correspondant de la masse des muscles spinaux.

« Le bord *interne* ou *concave*, incliné en avant, est arrondi supérieurement et inférieurement, échancré dans sa partie moyenne. Cette échancrure, par laquelle la glande reçoit ses vaisseaux afférents, et par laquelle aussi sortent ses vaisseaux efférents et son conduit excréteur, constitue la *scissure* ou le *hile* du rein. Elle intéresse plus en général la partie antérieure du viscère que sa partie postérieure, d'où l'inégale largeur de ses deux faces. Elle est aussi un peu plus rapprochée de l'extrémité inférieure que de la supérieure.

« Le bord interne du rein s'appuie sur le grand psoas ; inférieurement il est recouvert par les circonvolutions de l'intestin grêle ; supérieurement et à droite, par la veine cave et la seconde portion du duodénum.

« L'*extrémité supérieure* est un peu plus volumineuse que l'inférieure. Elle est aussi un peu plus recourbée, et se trouve plus rapprochée de la colonne vertébrale. Une ligne horizontale qui la raserait irait traverser le corps de la douzième vertèbre dorsale, tantôt dans sa partie supérieure, tantôt dans sa partie moyenne, quelquefois dans sa partie inférieure. Chez certains individus, l'extrémité supérieure correspond au disque qui unit la douzième dorsale à la première lombaire ; mais alors le rein est abaissé. Cette extrémité est contiguë à la capsule surrénale qui la recouvre à la manière d'un casque.

« L'*extrémité inférieure* plus petite, plus rectiligne, plus éloignée du rachis, répond le plus souvent au disque qui unit la seconde vertèbre lombaire à la troisième. Un intervalle de 2 à 3 centimètres la sépare ordinairement de la crête de l'os iliaque (1). De plus, les reins sont maintenus daus la position qu'ils occupent par une enveloppe cellulo-fibreuse à laquelle se mêle une quantité variable de tissu adipeux (Sappey). C'est la capsule adipeuse du rein.

En écartant l'une de l'autre les deux lèvres de cette espèce de fente qui porte le nom de *hile* ou *scissure*, on pénètre dans une cavité profonde, aplatie d'avant en arrière, dans laquelle sont contenus, au milieu d'un tissu cellulaire graisseux, les ramifications des vaisseaux sanguins, des nerfs et des conduits excréteurs du rein. La veine rénale est en avant, les calices et le bassinet sont en arrière, l'artère rénale, au milieu (2).

De ces rapports il résulte :

1° Que les reins sont situés en dehors du péritoine, qui ne fait que passer au devant d'eux. De là, la gravité moindre et la guérison plus facile des déchirures de ces organes, en comparaison des lésions de même nature du foie et de la rate.

2° Que le sang qui provient de la déchirure du rein, ne pourra s'épancher dans la cavité abdominale, en raison de la résistance du feuillet péritonéal qui passe au devant de lui (en supposant que le péritoine n'ait pas été déchiré primitivement par suite du traumatisme).

3° Que les reins sont plus directement atteints par les corps contondants, du côté de la région lombaire que du côté de la paroi abdominale antérieure.

4° Que la rate est assez souvent déchirée en même temps que le rein gauche, à cause de son rapport avec la face antérieure de ce dernier organe.

Etudions maintenant les causes de la contusion des reins.

Les causes les plus ordinaires sont : les coups violents,

(1) Sappey. Anatomie descriptive, Paris, 1857, t. III, p. 464.
(2) Cruveilhier, Anatomie descriptive, Paris, 1865, 4e édit., t. II, p. 311.

les pressions énergiques sur la région lombaire ou les chutes d'un lieu plus ou moins élevé. Nous voyons, par exemple, qu'un coup de pied de cheval sur la région lombaire, qu'un ébranlement violent des lombes par une roue de charrette, qu'une pression du corps entre deux voitures allant en sens contraire, etc., ont amené la contusion rénale. Mais un fait qui paraît faciliter la déchirure du rein, est le choc plus ou moins énergique de la région des lombes ou des flancs contre un corps saillant quelconque ; il est certain que dans ce cas la compression du parenchyme rénal est plus violente.

Si l'on peut appeler causes directes, toutes celles qui agissent sur la région lombaire même, on ne peut cependant pas ranger dans la même catégorie les diverses circonstances suivantes qui ont produit la contusion : « 1° Dans Morgagni, nous constatons qu'un coup de bâton cylindrique et très-pointu appliqué avec beaucoup de force et de rapidité sur l'abdomen ne produisit aucune solution de continuité sur celui-ci, mais fut cause cependant que le milieu du rein se creva à l'opposite d'une manière funeste » (tome VIII, page 512, trad. de Désormeaux et Destouet.

2° Le malade de l'observation 4, eut une contusion du rein à la suite d'un violent coup de bâton sur les fausses côtes du côté droit.

3° Dans l'observation 29 publiée par Jarjavay, la chute eut lieu sur le ventre et à l'autopsie on trouva le rein droit déchiré. Ajoutons que, dans ce cas, le foie et d'autres organes abdominaux étaient aussi contusionnés.

4° Enfin, Bazile rapporte un exemple de contusion rénale chez un homme qui était tombé à califourchon, d'environ deux pieds de haut sur une barre de fer (obs. 13).

Dans ces cas, le rein n'a pu être atteint que d'une manière médiate, puisqu'il est profondément situé dans la cavité abdominale et qu'au devant de lui se rencontrent d'autres organes parenchymateux, tels que le foie, la rate et le pancréas. Ces faits particuliers permettent donc d'admettre des causes de contusion par contre-coup, absolument comme dans la fracture dite indirecte, où la cause déterminante a exercé son action sur un point plus ou moins éloigné du foyer de la fracture.

Dans la déchirure du rein, on peut, au point de vue de l'étiologie, admettre la contusion par cause directe, lorsque la violence extérieure s'exerce sur la région lombaire ou sur les flancs, et la contusion par contre-coup, lorsque cette violence a lieu sur la paroi abdominale antérieure ou sur un point plus éloigné. On pourrait objecter cependant que, même dans les cas de déchirures que nous appelons par cause directe (à moins de compression violente, comme dans celle qui a lieu entre deux charrettes), il y a presque toujours une commotion du rein, c'est-à-dire un ébranlement moléculaire dû à une violence extérieure qui agit à une certaine distance de l'organe. On ne peut pas nier qu'il n'y ait pas eu commotion du rein, même dans les cas où la chute a eu lieu sur la région lombaire. Or, la contusion par commotion est une contusion par contre-coup ou par violence indirecte.

Lorsqu'un coup de pied de cheval atteint la région lombaire, on peut dire qu'il y a eu commotion en même temps que percussion directe. Il y aurait donc encore contusion par cause indirecte.

D'après Rayer, on est autorisé à attribuer à la commotion du rein certaines hématuries accompagnées de douleurs lombaires qu'on observe chez des hommes à cheval, à la suite des fatigues qu'ils éprouvent dans les manœuvres, en passant successivement d'une allure à l'autre (t. I, p. 269).

Aran, dans sa thèse sur l'hématurie soutenue en 1818, avait déjà exprimé la même opinion. Mais Civiale, à ce sujet, n'est pas du même avis que Rayer et Aran : « L'hématurie, dit-il, n'est pas sans exemple non plus dans les corps de cavalerie ; mais là, aux fatigues du service, se joignent diverses influences telles que les intempéries des saisons, l'abus des boissons alcooliques et autres. Pour être fondé à dire que l'équitation produit l'hématurie, il faudrait s'être assuré qu'aucune circonstance additionnelle n'a pu contribuer à faire naître le phénomène, et jusqu'ici on n'a pas même cherché à douter. Quant à moi, je n'ai point encore vu de cas dans lequel l'exercice du cheval ait, à lui seul, déterminé la sortie du sang avec l'urine. » (Traité des maladies des voies urinaires, t. III. p. 382).

Rayer avait aussi admis des contusions du rein, survenues dans un effort pendant lequel les muscles des parois de l'abdomen se sont violemment contractés (t. I, p. 271); mais il ne cite pas d'observation à l'appui. Enfin, disons que la présence de calculs dans le rein ou dans le bassinet doit nécessairement faciliter une contusion de l'organe, lorsqu'une violence extérieure vient exercer son action sur la région rénale.

ANATOMIE PATHOLOGIQUE.

L'anatomie pathologique peut être établie d'une manière à peu près complète par l'examen comparé des différentes observations suivies d'autopsie. La connaissance exacte des lésions traumatiques, qui sont la suite d'une contusion, est d'autant plus utile qu'elle contribue à éclairer certains points de la symptomatologie.

Nous avons à étudier :

1° Les lésions primitives, c'est-à-dire celles qui sont produites du côté du rein par la violence elle-même (déchirures complètes et incomplètes) ;

2° L'hémorrhagie rénale ;

3° La cicatrisation des déchirures ;

4° Les néphrites consécutives à la contusion ;

5° Les lésions des organes environnants.

1° *Lésions primitives du côte du rein.*

Disons d'abord quelques mots sur la consistance des reins :

« La consistance des reins, ou le degré de cohésion de leurs molécules, est considérable. Suivant J.-F. Meckel, les reins ont une consistance bien supérieure à celle des autres glandes ; ils sont plus fermes, plus solides et moins faciles à déchirer.

« Dans l'état normal, la consistance de la substance corticale est beaucoup moindre que celle de la substance tubuleuse ; celle de la substance corticale n'est pas beaucoup plus considérable que celle du foie (Rayer, p. 20, t. I).

« D'après Morgagni, plus la structure du rein est compacte, plus on a un juste sujet d'étonnement en lisant, dans une observation de Laubius, que par suite d'une compression externe, causée par une chute faite d'un lieu élevé, on trouva non-seulement la *rate contuse* jusqu'à la rupture, mais encore le rein gauche offrant au dos un trou capable de recevoir deux doigts, etc. (P. 511, t. VIII). »

Pour nous, le fait de la grande consistance du rein nous semble, au contraire, favoriser les solutions de continuité de cet organe, et c'est peut-être pour cette raison que celui-ci est susceptible d'être divisé en deux ou plusieurs fragments, comme le serait un corps solide fortement percuté.

« Nous lisons de plus dans Rayer que le tissu du rein est peu extensible. Toute traction considérable exercée sur cet organe le divise inévitablement ; aussi, dans les chutes et les grandes commotions du corps, cet organe se déchire-t-il, et quelquefois dans différentes directions. (P. 21, t. I.)

« Enfin, le même auteur fait remarquer qu'une légère incision, une simple piqûre, pratiquée à la surface du rein d'un lapin vivant, produit un écoulement de sang considérable ; de même, chez l'homme, de légères blessures, des déchirures des reins, ont donné lieu à des hémorrhagies abondantes. » (*Loc. cit.*, p. 27.)

Les solutions de continuité du rein déchiré peuvent intéresser la surface externe seule, la profondeur de l'organe, toute l'épaisseur de la glande. Enfin, le rein peut être broyé complètement.

Ecchymoses du rein. — L'ecchymose, résultant de l'infiltration du sang dans le tissu interstitiel de la substance rénale, n'a guère été signalée dans les observations que nous avons pu trouver. Le premier degré de la contusion, en général, paraît exister cependant, car il a été noté une fois dans un cas qui a été l'objet d'une présentation à la Société anatomique par M. Bergeron (20 février 1843); mais il faut faire observer qn'il y avait en même temps quelques abcès dans l'épaisseur de l'organe lésé.

On sait que dans les reins il existe une petite quantité de tissu cellulaire, et que celui-ci se trouve particulièrement sur le trajet des vaisseaux. (Cruveilhier, *Anatomie descriptive*, p. 327, t. III, 4ᵉ édition, 1865.)

Voici la description, faite par M. Bergeron lui-même, du rein ecchymosé, qu'il a présenté à la Société anatomique :

« Coloration jaune safran de presque toute la substance corticale, coloration qui nous paraît être plutôt de l'infiltration sanguine, dont le rein paraît avoir été le siége, par suite de sa contusion, et dont on voit encore des traces plus évidentes dans la coloration violacée ecchymotique de certains points de la même substance corticale et de presque toute la substance tubuleuse.

« Il est peut-être bon de noter aussi, en admettant toutefois que la teinte jaune de la substance corticale soit la suite d'une extravasation sanguine, que les traces de l'ecchymose ont persisté beaucoup plus longtemps dans la substance tubuleuse qui est encore violacée et noirâtre dans certains cas, que dans la corticale, et n'en pourrait-on pas trouver la cause dans la texture plus vasculaire de cette dernière, munie par conséquent de plus grands moyens de résorption que l'autre (obs 17)?

A cette description de M. Bergeron, nous croyons utile d'ajouter les réflexions suivantes :

Comme c'est à la suite d'une chute qu'ont eu lieu les

lésions signalées dans le rein, on peut être autorisé à admettre que ces ecchymoses sont le résultat de la contusion elle-même. Mais on peut objecter aussi que ces ecchymoses ne diffèrent pas de celles qui accompagnent ordinairement la néphrite suppurative. En effet, d'après M. Cornil, l'inflammation suppurative du rein commence de la manière suivante : « Au début, les points altérés sont rouges et tuméfiés; sur une coupe du rein, du sang s'en écoule en assez grande abondance ; lorsqu'on a lavé, la rougeur générale diminue, mais on peut voir de véritables ecchymoses, soit rouges, soit ardoisées, dues à des apoplexies sanguines dans l'intérieur du tissu conjonctif du rein, dans la capsule du glomérule et dans les tubes urinifères.

« Dans les points correspondants, la capsule fibreuse du rein est fortement injectée et présente des arborisations vasculaires et même des ecchymoses rouges ou de couleur ardoisée.

« Lorsque dans une autopsie on observe une congestion aussi prononcée du rein, il est rare que dans un point quelconque on ne trouve pas du pus formé, etc. »(Cornil, *Des différentes espèces de néphrites*, p. 26, 1867.)

Il résulte de la lecture des observations suivies d'autopsies, que le rein présente des déchirures ou plutôt des fentes d'étendue variable, intéressant plus ou moins la substance rénale, s'il n'y a pas eu écrasement complet de l'organe.

Déchirure complète du rein. — Une conséquence assez fréquente des violences extérieures est la rupture complète du rein en deux fragments. La division en deux parties, presque complètement séparées l'une de l'autre, a été constatée dans les sept observations suivantes :

Obs. VII. —(Chute d'une hauteur de 6 pieds environ). Nous trouvâmes cet organe déchiré *transversalement* et assez *exactement* en deux parties égales qui ne se tenaient plus ensemble que par les vaisseaux rénaux, dont les ramifications se distribuaient assez également dans chaque partie du rein. Les surfaces déchirées, noirâtres, déchiquetées et irrégulières, présentaient assez bien l'apparence d'une rate qu'on aurait déchirée à la main.

Obs. IX.—(Choc violent de la région lombaire sur une roue de charrette). Rein gauche complètement partagé en *deux parties* au-dessus des vaisseaux.

Obs. X. — (Ebranlement violent de la région lombaire). Rein droit divisé horizontalement en deux parties.

Obs. XXVI. —(Coup violent dans la région lombaire). Toute la portion du rein gauche située au-dessus de l'entrée des vaisseaux était séparée de la partie inférieure et de ses attaches aux parties voisines. La portion inférieure était restée en place.

Obs. XXIX. — (Chute sur le ventre). Rein droit déchiré, broyé et séparé en deux parties inégales qui tenaient encore l'une à l'autre par un pédicule d'un centimètre d'épaisseur et présentaient de nombreuses traces de contusion (on trouva aussi une contusion du foie).

Obs. XXX. — (Chute de la hauteur d'un quatrième). Presque toute la moitié supérieure du rein gauche était comme écrasée, et une partie assez considérable de cet organe en était complètement détachée.

Obs. XXXVII. — (Compression de la région lombaire). Le rein gauche est brisé en deux, et son segment inférieur fendillé transversalement; il y eut aussi une déchirure de la rate.

Comme exemple de déchirure rénale en plusieurs parties, nous avons l'observation de Raynaud :

(N° 16). Chute d'un quatrième étage où le rein gauche a été trouvé divisé en 5 ou 6 fragments.

De l'examen des observations précédentes on peut conclure que, dans les grandes commotions, le rein a de la tendance à se déchirer en deux parties dans le sens transversal, et que la solution de continuité se fait ordinairement dans la portion la plus étroite de l'organe, c'est-à-dire au niveau du hile.

En même temps que des déchirures du rein, on a trouvé quelquefois sur cet organe des broiements ou des écrasements d'une certaine étendue, comme le prouvent les observations 7, 29 et 30.

Enfin, les surfaces déchirées n'ont aucune régularité et le rein peut être complètement écrasé. Dans ce dernier cas, il peut être réduit en bouillie.

Bloch.   2

Déchirures incomplètes. — Parlons maintenant des déchirures moins étendues, c'est-à-dire de celles qui n'occupent qu'une portion de l'épaisseur du rein.

Les détails anatomiques des observations où l'on a trouvé une solution de continuité plus ou moins limitée, ne donnent pas de direction bien déterminée.

Dans l'observation 8 (mort trente-six heures après l'accident), la déchirure était oblique, intéressait toute son épaisseur, s'étendait en biais du tiers supérieur du rein, par le bord concave, jusqu'au milieu de sa face postérieure. A côté de cette déchirure principale, on en trouva plusieurs plus petites, surtout à la face postérieure de l'organe, dont les deux moitiés ne tenaient ensemble qu'au moyen du bassinet; les calices même étaient déchirés. Il y avait du sang coagulé dans la scissure du rein et dans les déchirures, sans compter le caillot qui entourait l'organe et dont nous parlerons plus loin.

Obs. XI. — Sur les deux faces du rein droit et surtout sur la face postérieure, on remarquait des lignes d'un rouge brunâtre, d'un pouce à un pouce et demi de longueur, au-dessous desquelles la substance du rein était évidemment divisée; c'étaient de véritables déchirures, qui s'étendaient à une ou deux lignes de profondeur dans la substance corticale.

Obs. XII. — Rein droit déchiré à sa partie moyenne et à sa partie inférieure.

On peut dire que les déchirures incomplètes sont constituées par des fentes plus ou moins larges, plus ou moins étendues et plus ou moins profondes, dont la direction est plutôt transversale que verticale.

Dans une observation de Laubius, il y avait sur le rein un trou capable de recevoir deux doigts.

2° De l'hémorrhagie rénale.

Tumeur sanguine périnéphrétique. — Lorsque les déchirures intéressent particulièrement la surface externe du rein, il doit en résulter un écoulement de sang plus ou moins considérable. Laissons de côté pour le moment l'hématurie, et signalons ce fait particulier qui est le suivant : On remarque que le sang qui s'écoule des déchirures rénales s'épanche à l'extérieur de l'organe dans le tissu cellulaire sous-péritonéal, et si, par suite de l'étendue de la déchirure ou de la lésion d'un vaisseau artériel important, la quantité de sang augmente, celui-ci envahit toute la région périnéphrétique et soulève le péritoine qui est en avant. Mais comme la portion du péritoine qui passe au devant du rein est rarement déchirée, le sang reste emprisonné derrière la séreuse, et finit par entourer le rein en formant un caillot. Ajoutons que le feuillet péritonéal se laisse soulever par l'épanchement.

Il y a donc une collection de sang qu'on pourrait appeler *tumeur sanguine périnéphrétique*, par rapport à une autre tumeur sanguine, que nous étudierons plus loin et qui se forme dans le rein lui-même.

Cette collection périnéphrétique a été constatée par l'autopsie dans un certain nombre d'observations.

Obs. VII. — En refoulant les intestins qui occupaient le flanc et la fosse iliaque du côté droit, nous découvrîmes une large plaque noire qui s'étendait au-devant du rein et se dessinait en relief à travers le péritoine qui, au reste, était parfaitement intact. Après avoir incisé et détaché le péritoine, nous trouvâmes un large caillot de sang qui enveloppait tout le rein droit et s'était frayé un passage au-dessous de cette membrane, et allait s'épancher dans le flanc gauche.

Obs. VIII. — Mort dans la soirée. — Autopsie deux jours après.

En écartant les intestins, on vit au côté droit du ventre, un gros caillot de sang noir qui avait environ la dimension de la tête d'un nouveau-né. Il était situé derrière le péritoine, et, en partie, entre les lames du mésocôlon ascendant, de sorte que ces lames et la partie postérieure du côlon ascendant paraissaient entièrement infiltrées de sang. Il n'y avait pas de sang extravasé dans la cavité péritonéale elle-même, mais plusieurs onces de sérosité sanguinolente remplissaient l'excavation du bassin. On retira alors l'estomac et l'intestin qui étaient sains, et on examina avec beaucoup de soin le caillot sanguin ; ce dernier *entourait* complètement le rein droit déchiré et pouvait peser de 20 à 25 onces. Il y avait du sang coagulé dans la scissure du rein et dans les déchirures.

Obs. X. — Mort le dixième jour. A l'ouverture du corps on vit une tumeur volumineuse placée derrière le péritoine et qui repoussait les organes abdominaux d'arrière en avant. A la coupe, cette tumeur parut formée d'une masse énorme de sang coagulé, au centre de laquelle se trouvait le rein droit, divisé horizontalement en deux parties.

Obs. XXVII. — Autour du rein, il y avait une grande quantité de sang coagulé. — Il y avait en même temps, un épanchement de sang dans le bassinet et l'intérieur du rein, épanchement qui communiquait avec l'extérieur de l'organe, sous le péritoine.

Obs. XXIX. — Mort le dixième jour. — Rein droit complètement enveloppé de caillots sainguins, dont la masse formait environ un volume de trois poings réunis.

Obs. XXXVII. — Large cavité entourant le rein gauche et remplie de caillots de sang dus au traumatisme. L'uretère gauche s'ouvre dans cette cavité, de même qu'une branche de l'artère rénale gauche, où se trouve aussi un petit anévrysme récent.

Dans les observations qui précèdent, la collection sanguine périnéphrétique s'est formée par suite de la déchirure du parenchyme rénal; mais le résultat de l'autopsie dans l'observation n° 2 a présenté une particularité qui distingue celle-ci de toutes les autres : c'est que le sang de la tumeur périnéphrétique a été fourni par une blessure de l'artère rénale après son entrée dans le rein; de plus, l'auteur n'a pas trouvé de déchirure du rein lui-même; aussi a-t-il appelé son observation un *anévrysme faux*, dû à une chute sur le côté droit de l'abdomen. Nous ferons observer cependant qu'il y a eu de l'hématurie le premier jour de l'accident; il y a donc eu une contusion du rein lui-même. Citons les principaux passages relatifs à l'autopsie :

Le soir du même jour, on ouvrit l'abdomen et on y trouva une énorme tumeur dure et noire, repoussant l'intestin à gauche, plus grande que la tête d'un homme adulte; elle occupait presque toute la partie droite de l'abdomen; elle était formée par le sang épanché sous le péritoine. On fit une incision longitudinale sur cette tumeur, et on en retira une grande quantité de sang coagulé; en même temps une proportion notable de liquide rutilant s'en échappa, mêlé à de petits grumeaux de sang. Les caillots enlevés, on rencontra une autre tumeur plus petite de beaucoup que la première, au milieu de laquelle elle était renfermée, à la façon d'un noyau, ayant une membrane propre et assez résistante. On ouvrit aussi cette tumeur, et on y trouva quelques caillots sanguins, plus consistants que les précédents, et d'une couleur plus foncée et noirâtre. Les caillots étaient contenus dans un même sac, avec cette particularité que plusieurs membranes le partageaient en plusieurs loges. Enfin, la dernière membrane ouverte, apparut le rein environné d'un sang très-noir et très-épais.

On distendit par des insufflations l'artère rénale, et l'on s'aperçut alors qu'elle était lésée, aussitôt après sa pénétration dans le rein. L'auteur n'ose affirmer avoir constaté une blessure intéressant la substance même du rein.

Hémato-néphrose. — D'après deux observations, il peut y avoir déchirure dans la masse dn parenchyme rénal, sans solution de continuité de la surface externe. Dans ces cas, du sang s'épanche en grande quantité dans l'intérieur du bassinet; un caillot peut se former dans l'uretère et empêcher l'expulsion du liquide. Alors le sang, s'accumulant de plus en plus dans le bassinet, distend progressivement cette cavité, ainsi que le rein lui-même, comme dans le cas d'hydro-néphrose, et il en résulte une poche volumineuse qui peut s'étendre de l'hypochondre jusqu'à la fosse iliaque. De là, la formation d'une tumeur sanguine intra-rénale, appelée hémato-néphrose.

En dehors de la contusion du rein, il n'est pas rare de trouver des tumeur rénales aussi volumineuses, mais celles-ci sont ordinairement la suite d'une hydro-néphrose, ou d'une dégénération cancéreuse, tuberculeuse, enkystée ou hydatique (Rayer.)

Voici la description des deux cas d'hémato-néphrose dont nous parlons :

Obs. VI. — Mort sept semaines après l'accident (*Résumé*). Dans le flanc gauche existait une tumeur étendue de la partie interne du rebord des fausses côtes au rebord du détroit supérieur du bassin. Cette tumeur, un peu molle au toucher, offre une enveloppe assez épaisse, jaunâtre, recouverte par une couche péritonéale. A son intérieur on ne trouve qu'un amas de sang noirâtre, coagulé et ayant déjà subi un commencement de décomposition ; on ne trouve plus aucune trace de la substance mamelonnée, ni de la substance corticale du rein. Elles ont l'une et l'autre disparu, effet qui semble être le résultat de la pression excentrique causée par l'épanchement du sang dans les calices, le bassinet et le commencement de l'uretère. Ce n'est plus qu'une poche contenant du sang, et dont les parois sont formées par la tunique fibreuse du rein, sur lesquelles sont venues s'appliquer les couches condensées du tissu cellulaire voisin. En examinant l'intérieur de la poche avec attention, on a cru découvrir l'orifice d'une artère rénale bouchée par un caillot. L'uretère est sain inférieurement.

Obs. XVIII. Mort le quarante et unième jour. (*Résumé de l'autopsie*). Après l'ouverture de l'abdomen, on remarque une tumeur volumineuse occupant le flanc et l'hypochondre gauche et empiétant même sur le côté droit, de forme ovalaire, à grosse extrémité dirigée en haut; elle s'étend depuis la sixième côte jusqu'à l'épine iliaque antérieure et supérieure. Mesurée dans ses différents diamètres, l'on trouve qu'elle a 25 centimètres de longueur sur 20 de largeur, 65 de circonférence verticale et 50 dans sa circonférence horizontale; elle pèse 2490 grammes. La tumeur est lisse; un tissu graisseux sous-péritonéal assez abondant lui donne une teinte jaune de bistre. On enlève avec soin le péritoine qui le recouvre, et alors elle se montre sous un nouvel aspect. On voit sept ou huit bosselures volumineuses, séparées par des sillons profonds. A la face inférieure, mêmes bosselures; mais de plus, on remarque une dépression centrale où vont se rendre les vaisseaux émulgents et l'uretère. Une incision étant pratiquée sur la plus grosse des bosselures, qui occupe le milieu de la face interne, il s'écoule aussitôt deux litres d'un liquide rouge et trouble, semblable à de la lie de vin. On arrive ainsi dans une vaste poche au fond de la quelle se trouve une masse assez grande de caillots de sang, ressemblant à de la gelée de groseilles. Cette poche anfractueuse présente des brides saillantes et des godets qui lui donnent tout à fait l'apparence de l'intérieur du gros intestin. On y voit trois ouvertures, dont l'une, ronde, de 2 centimètres de diamètre, est placée au milieu d'une surface plane hexagonale, d'un blanc mat, qui occupe le centre de cette cavité; une seconde, elliptique, est située à gauche dans un enfoncement; la troisième, irrégulière, à bords durs, noirâtres (coloration due à du sang épanché dans l'épaisseur des tissus), est l'orifice béant d'une branche de l'artère rénale, du volume d'une plume de poulet. Cette cavité est tapissée par une membrane blanchâtre, tomenteuse, ayant l'organisation propre aux muqueuses. Autour de cette poche existent sept autres cavités, isolées les unes des autres, toutes de grandeur assez considérable, offrant le même aspect intérieurement, et contenant [un liquide rouge, boueux et des caillots sanguins. Une d'elles renferme une matière grenue, noirâtre, semblable à de la suie. Toutes ont une ou deux ouvertures capables de loger une plume d'oie. Ces orifices, dirigés vers le centre de la tumeur, font communiquer ces cavités avec le bassinet, qui est dans son état normal, nullement dilaté, et renferme un calcul de la grosseur d'une fève, noir à son extérieur, inégal, adhérent à la muqueuse, renfermant dans sa partie centrale une matière jaune, aréolaire.

Ainsi dans ces deux cas, la tumeur avait un volume énorme et ne contenait que du sang, provenant de la déchirure du rein. Pour que ce sang ait pu s'accumuler dans l'intérieur de l'organe, il fallait nécessairement que la surface externe ne fût pas intéressée ; sans quoi, le sang aurait fusé à l'extérieur du rein et aurait donné lieu à une collection sanguine périnéphrétique. Ici, l'on peut se demander aussi, si le parenchyme rénal peut se rompre, sans qu'il y ait déchirure de la capsule fibreuse du rein. L'expérimentation sur les animaux vivants peut nous indiquer si ce phénomène est possible.

Dans le cas de M. Mounier, il y avait à la surface externe de la tumeur des bosselures et à l'intérieur des cavités nombreuses et isolées qui ne sont pas signalées dans l'observation de Danyau fils ; mais ces bosselures et ces cavités n'ont pas ici une signification particulière au point de vue de l'anatomie pathologique, parce qu'elles se retrouvent dans presque tous les cas d'hydro-néphrose, et résultent du mode de distension, par le liquide, du bassinet, des calices et de la substance rénale.

De plus, dans les deux cas d'hémato-néphrose, on parle de déchirure artérielle, et il faut, en effet, supposer une solution de continuité d'un vaisseau important, pour qu'un épanchement de sang aussi considérable puisse avoir lieu.

D'après M. Mounier, la tumeur sanguine intra-rénale n'a pas mis plus de vingt et un jours à se former, et il explique ainsi le mode de production de l'hémato-néphrose : « le plus souvent, dit-il, le sang, en se coagulant, ce qui arrive lorsqu'il s'épanche abondamment et avec rapidité, peut remplir le bassinet et obstruer l'uretère. De là, un arrêt à l'excrétion de l'urine, au passage du sang, qui continue à sourdre des vaisseaux déchirés, et de là aussi les phénomènes consécutifs que nous avons notés : atrophie du rein, distension excentrique de ses tuniques interne et externe. »

Il est bon de faire remarquer aussi que le sang ne s'est montré dans les urines qu'au septième jour de l'accident : l'explication anatomique de ce phénomène sera donnée lorsque nous décrirons l'hématurie de la contusion rénale.

Que devient la collection sanguine périnéphrétique? — Lorsque le sang s'est épanché à l'extérieur du rein pour former une tumeur périnéphrétique, il paraît se résorber avec une extrême lenteur. Ainsi, dans une observation rapportée par Holmes et où l'autopsie fut faite dix-huit mois environ après l'accident, on a encore trouvé un vaste épanchement sanguin occupant le bassinet ainsi que l'intérieur du rein, et communiquant aussi avec l'extérieur de l'organe. De plus, sous le péritoine, autour de la glande, il y avait une grande quantité de sang coagulé. La trace de la rupture du rein se suivait difficilemeut à travers la substance de la glande. Le sang était solide et *décoloré* en partie seulement. L'uretère était complétement obstrué par le caillot (Obs. 27).

Ajoutons que le blessé avait été considéré comme complètement guéri de sa contusion, car Holmes rapporte qu'il était sorti de l'hôpital, en bon état, six semaines après l'accident. Il revint dix-sept mois après, atteint d'anasarque très-marquée, d'oppression et d'albuminurie, et mourut peu de jours après sa rentrée à l'hôpital.

3° *Cicatrisation.*

Il est certain que des plaies assez étendues de la substance rénale peuvent se cicatriser ; et comme preuve, nous n'avons qu'à rapporter le cas de M. Legouest, où l'on a constaté une cicatrice solide chez un soldat atteint d'une plaie du rein par arme à feu, et mort d'infection putride :

« Le rein présente une cicatrice considérable vers son milieu ; la cicatrice offre une dépression centrale d'où partent cinq ou six rayons en étoile, comme si le tissu de l'organe avait éclaté sous l'éclat du projectile. La dépression centrale et les rayons qui en émanent sont constitués par du tissu fibroïde, blanc et très-résistant. (L'autopsie a été faite soixante-cinq jours après l'accident) (1).

(2) Legouest. Bulletin de la Société de chirurgie, 1867, p. 399.

4° *Des néphrites consécutives à la contusion du rein.*

D'après Rayer, la commotion ou la contusion du rein donne assez fréquemment lieu à la néphrite. Johnson dit que la néphrite suppurative, suite de violence extérieure, n'est pas commune, car il n'en a rencontré qu'un seul cas. Rosenstein s'exprime dans le même sens.

Néphrite suppurée. — Parmi les observations que nous avons recueillies, nous rencontrons quatre fois seulement la suppuration rénale, à la suite d'une violence extérieure.

Obs. XXV. — (Autopsie faite le quinzième jour après l'accident). Rein gauche mollasse extérieurement et détruit en grande partie à l'intérieur; il ne contenait qu'une once de pus sanieux extrêmement fétide.

Obs. XVII. — (Mort le treizième jour). A la surface du rein on a trouvé des petits abcès de la grosseur d'un pois. La coupe du rein montre aussi plusieurs abcès semblables à ceux de la surface. Dans l'épaisseur de la substance corticale on a vu, de plus, quelques tubes de Bellini, distendus par le pus.

Obs. XXII. — (Autopsie faite un an après l'accident). Rein droit complètement détruit par la suppuration.

Obs. XXV. — (Autopsie deux ans après une chute sur la région lombaire). Rein droit entièrement détruit; à sa place ou trouve un abcès volumineux, irrégulier, dont les parois adhéraient aux parties molles environnantes et dont la cavité se continuait avec l'uretère.

Quant à la néphrite locale, de nature réparatrice, c'est-à-dire, l'inflammation nécessaire à la cicatrisation des déchirures, l'expérimentation sur les animaux vivants et l'examen ultérieur des reins au moyen du microscope, peuvent nous indiquer sûrement la manière dont se fait cette cicatrisation. Dans un cas de déchirure du rein, Rayer dit avoir constaté au bout de quatre jours de la *lymphe coagulable* épanchée entre les lèvres des déchirures. — L'expérimentation peut aussi nous faire connaître si la néphrite généralisée est une conséquence ordinaire de la contusion du rein.

« Une autre circonstance de la néphrite traumatique, dit Rayer, mérite de fixer fortement l'attention des patho-

logistes ; je veux parler du développement de la gra-
velle, des calculs rénaux et des coliques néphrétiques
à la suite des plaies, des commotions ou des contusions des reins. Ces faits prouvent, en effet, que, si certaines dispositions constitutionnelles favorisent le développement de ces concrétions, une inflammation aiguë ou
chronique d'un des reins peut en être la cause occasion-
nelle (1). » Plus loin, le même médecin cite quelques auteurs
qui ont vu des calculs du rein se former à la suite d'une
contusion.

A l'observation 13, il est question de coliques néphrétiques, dues à des graviers qui se sont formés à la suite
d'une contusion du rein.

Dans le cas de l'observation 17, qui a trait à l'hémato-
néphrose, on a trouvé un calcul d'oxalate de chaux dont
le noyau était composé de matière fibrineuse, indice certain de l'origine de la concrétion.

Des calculs rénaux peuvent donc se former à la suite
d'une contusion du rein.

5° *Lésions des organes environnants.*

Après avoir parlé des lésions rénales, exposons ce qui
se passe le plus souvent dans les organes environnants.

L'état de la capsule surrénale n'a été noté dans aucune
observation ; mais une présentation faite par M. Hervey
en 1870, à la Société anatomique, démontre que cet organe
peut être déchiré sans que le rein lui-même soit atteint. La
description de ce cas exceptionnel se trouve à la fin de ce
travail.

On peut remarquer que rarement le péritoine est déchiré.
Le plus souvent, lorsqu'on a trouvé du sang épanché dan
la cavité de la séreuse, ce sang provenait d'une déchirure
simultanée de la rate ou du foie (obs. 11, obs. 24, obs. 29)

Epanchement de sang dans la cavité abdominale. — Les

Loc. cit., t. I, p. 340 et 341.

épanchements sanguins de la cavité abdominale, ayant pour cause une déchirure du rein lui-même, ont été signalés dans les observations suivantes :

Obs. IX. — (Enfant de 8 ans heurté avec force dans la région lombaire par une roue de charrette). Cavité abdominale pleine de sang, en partie coagulé. Cette hémorrhagie provenait du rein gauche complètement partagé en deux parties au-dessus des vaisseaux.

Obs. XII. — (Mort d'un enfant de 7 ans, produite par un traîneau qui avait passé sur son corps). Epanchement considérable de sang dans toute l'étendue de la cavité péritonéale. En cherchant l'origine de cet épanchement avec beaucoup de soin, on vit que le rein avait été déchiré à sa partie moyenne et à sa partie inférieure. L'épanchement de sang provenait de la déchirure des vaisseaux.

Obs. XXV. — (Coup violent à la région lombaire). La cavité abdominale contenait une grande quantité de sang coagulé et fluide.

Péritonite. — La péritonite généralisée n'a jamais été constatée d'une manière très-certaine, même dans les cas où la vie s'est prolongée. Dans trois cas seulement, on a trouvé de la sérosité sanguinolente dans la cavité de la séreuse, mais les autres lésions inflammatoires n'ont pas été signalées.

Obs. VIII. — Il n'y avait pas de sang extravasé dans la cavité péritonéale elle-même ; mais plusieurs onces de sérosité sanguinolente remplissaient l'excavation du bassin.

Obs. XV. — (Mort le quinzième jour). Nous trouvâmes dans la cavité abdominale, une assez grande quantité de sérosité sanguinolente ressemblant à de la lavure de chair.

Obs. XXXVII. — (Mort le vingt-sixième jour). Une certaine quantité de la sérosité sanguinolente, contenue dans la cavité péritonéale avait un caractère pathologique, mais il n'y a pas de trace évidente de péritonite, parce qu'on ne trouve pas de lymphe plastique épanchée. Il n'y a pas non plus d'injection apparente du péritoine, à cause de la couleur sombre due à la décomposition.

A l'autopsie du sujet de l'observation 37, on a noté un fait particulier qui n'est pas signalé dans les autres nécropsies :

« On a trouvé une certaine quantité de sérosité sanguinolente, d'une consistance plus grande que celle du péritoine, dans un *trou* situé à gauche de la colonnevertébrale, en regard de la quatrième vertèbre lombaire. Ce trou était fermé par une *déchirure qui s'était opérée dans un mince repli du péritoine*, d'environ un pouce de diamètre, et les bords étaient entourés par une ligne jaunâtre d'une certaine épaisseur. Ce trou se remarquait au sommet d'une partie saillante dont il a été déjà question, et qui n'était autre chose qu'une large cavité entourant le rein gauche, et remplie de caillots sanguins.

Lésions du foie et de la rate. — On dit que le foie et la rate sont plus souvent contusionnés que le rein, mais il ne faudrait pas croire qu'ils sont toujours lésés dans les grandes commotions qui ont amené une déchirure du rein. Il est même étonnant de voir que des chocs d'une violence extrême ont produit une contusion du rein, tout en épargnant les autres viscères de l'abdomen.

Ainsi, nous ferons remarquer que le blessé de l'hôpital du Val-de-Grâce (obs. 18) a été renversé par une voiture à bras qui lui a passé sur le ventre, en suivant la zone ombilicale de droite à gauche. Le rein seul a été contusionné. D'autre part, chez l'individu cité par Morgagni, un coup de bâton fortement appliqué sur le ventre a déchiré le rein, et non pas les autres viscères.

Les rapports de la rate avec la face antérieure du rein gauche peuvent faire supposer que ces deux organes doivent presque toujours être lésés en même temps.

Cette déchirure simultanée de la rate et du rein gauche se trouve en effet signalée dans le cas déjà connu de Laubius, ainsi que dans les observations 24 et 30; mais, d'un autre côté, nous avons plusieurs cas de déchirure très-étendue du rein gauche sans rupture de la rate (obs. 11 et obs. 9).

Il en est de même de l'observation 15 (chute du haut d'un mât sur une vergue de vaisseau) où le rein gauche seul fut trouvé lésé.

Signalons aussi les contusions simultanées du foie et du rein droit (obs. 11 et obs. 29).

Les organes creux de l'abdomen restent presque toujours intacts à la suite de traumatismes qui amènent une contusion du rein.

Faisons remarquer aussi que, dans les quarante cas de contusion du rein rapportés dans ce travail, il n'a jamais été question d'infiltration urineuse. On sait cependant qu'un rein déchiré peut fonctionner malgré la lésion; car, dans les observations de plaies du rein, communiquant avec l'air extérieur, on peut voir l'urine s'écouler en même temps que le sang.

Pour ce qui est de la périnéphrite, nous avons trouvé deux observations de contusion du rein à la suite desquelles est survenue l'inflammation de l'atmosphère cellulo-fibreuse, qui entoure la glande (obs. 38 et 39) ; mais nous croyons que dans ces deux observations, l'inflammation périnéphrétique n'a pas été la conséquence de la contusion du rein; car la contusion s'est montrée à un degré très-faible. Du reste, ces deux observations 38 et 39 ont été publiées par leurs auteurs comme des périnéphrites traumatiques et nous les avons ajoutées aux autres observations de ce travail, parce qu'il y a eu en même temps contusion du rein. Il est probable que la périnéphrite a été le résultat de la violence elle-même; et l'on sait, d'ailleurs, que les abcès périnéphrétiques sont souvent dus à une contusion de la région lombaire.

Enfin, il n'est pas nécessaire d'insister sur d'autres lésions plus graves qui peuvent accompagner la contusion du rein, et qui sont le résultat du traumatisme.

En résumé, nous trouvons généralement les lésions suivantes : 1° des *déchirures* ou des fentes de longueur variable et s'étendant plus ou moins profondément dans l'épaisseur du parenchyme rénal ; 2° d'autres fois, une déchirure presque complète de toute l'épaisseur du rein, qui se trouve divisé en *deux parties* dans le sens transversal ; 3° des *broiements* plus ou moins complets ; 4° *l'hémato-*

néphrose. — Lorsque la déchirure n'intéresse que l'intérieur de l'organe, en laissant intacte la face externe, il peut y avoir, surtout si une artère a été lésée et si un caillot bouche l'uretère, dilatation et atrophie consécutive du rein, par suite de l'écoulement progressif du sang dans l'intérieur de l'organe. Il en résulte alors une *tumeur sanguine* intra-rénale ou une hémato-néphrose pouvant s'étendre de la région rénale à la crête iliaque et au détroit supérieur. Ajoutons que l'hémato-néphrose est rare, car on ne la trouve signalée que dans deux observations; 5° *la tumeur sanguine périnéphrétique.* — Mais ce que l'on rencontre bien plus fréquemment à la suite d'une déchirure du rein, c'est une hémorrhagie périnéphrétique. Dans ce cas, le sang s'épanche à l'extérieur du rein, sous le feuillet péritonéal qui passe au-devant du viscère. Le péritoine se laisse soulever, et, à mesure que l'épanchement augmente, le sang finit par entourer complètement le rein qui se trouve emprisonné. Lorsque la coagulation est faite, on a une tumeur solide au centre de laquelle est placé le rein lui-même. C'est ce que nous appelons la *tumeur sanguine périnéphrétique.* Dans un cas, le volume de la tumeur était plus grand que celui de la tête d'un adulte (obs. 2); 6° La *néphrite suppurée.* — La suppuration du rein à la suite d'une contusion est une terminaison rare de la maladie.

SYMPTOMES.

Immédiatement après l'accident, la *syncope* peut se produire, comme dans les observations 5, 7, 14, 20, 29 et 30.

Mais que la syncope ait eu lieu ou non, les phénomènes éprouvés ordinairement par les malades sont la *douleur*, l'*hématurie*, et des *symptômes généraux* qui paraissent être ceux d'une hémorrhagie interne.

DOULEUR.

La douleur a son siége dans la région lombaire, dans le flanc [et dans la région hypochondriaque, du côté correspondant au rein contusionné ; elle se fait sentir dans l'intérieur de la cavité abdominale et peut s'étendre jusqu'à la fosse iliaque. Mais la propagation de cette douleur jusqu'au testicule correspondant et la rétraction de ce dernier n'ont pas été notées. La douleur est intense ; elle augmente par la pression ou encore par les mouvements et les fortes inspirations.

En lisant les observations, on peut s'assurer que cette douleur a bien les caractères que nous venons d'indiquer.

Obs. I. — Le malade éprouvait dans le flanc droit une violente douleur qui augmentait par la pression.

Obs. II. — Douleurs atroces aux lombes.

Obs. III. — Douleurs lombaires.

Obs. IV. — L'espace compris entre les dernières fausses côtes et l'os des îles était extrêmement douloureux, ainsi que les parties voisines ; le toucher rendait cette douleur insupportable.

Obs. VI. — Ventre fort douloureux à la pression, à l'hypogastre et dans le flanc gauche.

Obs. VII. — Douleur vive dans le flanc droit. La pression la plus légère, exercée sur cette région, augmentait considérablement la douleur.

Obs. VIII. — Douleurs dans le bas ventre. — Région du foie douloureuse.

Obs. XIV. — Abdomen excessivement douloureux, principalement du côté lésé.

Obs. XV. — Douleur aiguë dans la partie correspondante au rein gauche.

Obs. XVIII. — Le malade était en proie à une vive agitation ; il jetait des cris perçants et se plaignait beaucoup du ventre.

Obs. XIX. — Douleur très-vive de l'abdomen, se montrant surtout à un haut degré dans la région lombaire.

Obs. XX. — Idem.

Obs. XXI. — Douleur violente dans le côté gauche.

Obs. XXIII. — Idem.

Obs. XXVIII. — Douleurs horribles dans le flanc droit ; la pression augmente les souffrances ; la douleur est limitée dans cette région et ne s'irradie pas dans le testicule.

Obs. XXXI. — Il ressent aussitôt une très-vive douleur dans le flanc gauche, immédiatement sous les dernières côtes, se roule sur la paille, couché sur le ventre, pour calmer ses souffrances, qu'il caractérise d'horribles, puis tombe presque en syncope.

Obs. XXXIII. — Douleurs très-intenses dans le flanc et l'hypochondre gauche.

Obs. XXXVI. — Région lombaire douloureuse.

Obs. XXXVII. — Violente douleur dans l'abdomen, juste au-dessus des côtes; douleur exagérée par la plus légère pression.

Obs. XL. — Vives douleurs dans la partie latérale gauche de l'abdomen et du thorax; la pression les augmente; il en est de même des fortes inspirations. Quelquefois la douleur est d'une acuité extrême.

Ordinairement ou trouve le malade dans le décubitus dorsal, mais on remarque qu'il se couche toujours sur le côté contusionné lorsqu'il préfère le décubitus latéral. Ce fait a été noté dans quatre observations.

Obs. I. — (Contusion du rein droit). La douleur rendait tout à fait impossible le décubitus sur le côté gauche.

Obs. XV. — (Contusion du rein gauche. Le malade ne pouvait se coucher que sur le côté gauche.

Obs. XXXI. — (Contusion du rein gauche). Le décubitus dorsal est le plus habituel, et cependant la douleur a permis le décubitus latéral gauche.

— Obs. XXXVII. — (Contusion du rein à gauche). Le malade était couché sur le côté gauche.

PHÉNOMÈNES GÉNÉRAUX.

On rencontre presque toujours après l'accident un ensemble de symptômes généraux graves, et ceux-ci se remarquent non-seulement dans ceux qui se sont terminés par la mort, mais encore dans ceux qui ont été suivis de guérison. Les symptômes sont les suivants : des nausées, des vomissements, de la pâleur de la face, un pouls petit, presque insensible; le refroidissement des extrémités ; de la gêne de la respiration ; enfin des lipothymies.

Nous analyserons seulement les observations où il n'y a pas eu d'autre contusion que celle du rein.

Obs. I. La face était pâle et décolorée, la faiblesse extrême, les pieds et les mains presque froids, le pouls petit, faible, sans être fréquent.

Obs. V. — Syncope d'abord, puis respiration gênée; pouls petit, dur, fréquent.

Obs. XIV. — Syncope prolongée, plus tard, pouls faible, face décolorée, respiration gênée.

Obs. XVIII. — Pouls petit et serré, peu fréquent, face pâle, vomissements fréquents.

Obs. XIX. — Quand on amena le malade à l'hôpital, il était dans un état de collapsus, les traits du visage sont décomposés; peau froide, couverte de sueur.

Obs. XX. — Syncope d'abord, ensuite mêmes symptômes que dans le cas précédent.

Obs. XXI. — Vomissements. Pâleur de la face, presque exsangue.

Obs. XXVIII. — Facies pâle, peau froide, pouls petit, à 70.

Obs. XXXI. — Anxiété respiratoire, — face pâle, pouls petit — véritable état de stupeur.

Obs. XXXII. — Face pâle, pouls petit, fréquent, peau froide, respiration courte, saccadée, arrêtée par la douleur.

Obs. XXXVII. — Vomissements. — Le malade était pâle et froid; le pouls était lent et petit.

Obs. XL. — Vomissements; le malade est d'une pâleur extrême, pouls très-petit; extrémités froides.

Plus rarement, le symptômes généraux n'aparaissent que peu de temps après l'accident.

Obs. VII. — Deux heures après l'accident, pâleur et collapsus, pouls faible et précipité.

Obs. VIII. — Vomissements d'abord; huit heures après apparaissent les symptômes généraux.

La plupart de ces symptômes généraux sont considérés comme les signes d'une hémorrhagie interne, mais la syncope immédiate (alors que l'hémorrhagie interne n'est pas encore constituée) peut indiquer qu'il y a eu en même temps un ébranlement considérable de tout le système nerveux.

La *rétention d'urine* après l'accident est rare et n'a été particulièrement notée que dans l'observation 5.

HÉMATURIE.

1° L'hématurie est le principal symptôme de la contusion du rein, et dès la première miction, on remarque généralement l'évacuation d'une certaine quantité de sang pur ou mélangé avec les urines; c'est l'*hématurie immédiate*. (Obs. 1, 2, 3, 4, 6, 7, 8, 13, 15, 19, 20, 21, 22, 27, 28, 31, 32, 33, 34, 35, 36, 37, 38, 39, 40.)

2° Dans un très-petit nombre de cas, l'hématurie n'apparaît que quelque temps après l'accident, c'est l'*hématurie tardive*.

Obs. V. — On fut obligé de sonder le malade, mais les urines étaient tout à fait claires, puis elles devinrent sanguinolentes et enfin tout à fait sanglantes.

Obs. XIV. — L'hématurie ne paraît que le lendemain. Les premières urines rendues après l'accident avaient leur coloration normale.

Le cas publié par M. Mounier (obs. 18) est des plus intéressants, car l'hématurie ne survint que le septième jour après l'accident. C'est dans ce cas qu'eut lieu l'hémato-néphrose. L'auteur explique ce phénomène particulier de la manière suivante :

«Sous la pression de la charrette passant transversalement sur l'abdomen, le rein gauche a du être contus, une branche artérielle a été déchirée; puis, plus tard, sous l'influence, soit de l'inflammation, soit de la distension produite par l'épanchement sanguin, ou même sous l'influence de ces deux causes réunies, la membrane interne d'un des calices s'est rompue; et alors, à cette époque, c'est-à-dire au septième jour de l'accident, se montre du sang dans les urines qui, jusque-là avaient été claires et limpides. »

Enfin Johnson (1) a publié l'histoire d'un individu qui eut de l'hématurie trois ans après un coup violent porté sur la région lombaire du côté gauche. Le diagnostic de

(1) Loc. cit, p. 498.

l'hémorrhagie rénale fut confirmé par l'examen microscopique, qui démontra que le sang provenait du rein, car les urines contenaient des cylindres sanguins moulés sur les tubes. Il est difficile, cependant, de comprendre cette influence éloignée de la violence extérieure sur une hématurie qui n'apparaît que trois ans après.

A cette réflexion, on peut aussi nous objecter que les phlegmons périnéphrétiques ne se montrent quelquefois que longtemps après une contusion de la région lombaire. En effet, dans plusieurs observations de périnéphrites citées par Hallé (1), « il y a un traumatisme bien accusé, bien prouvé, puis, au bout de plusieurs années, un temps assez long même, j'ose le dire, une tuméfaction avec tout le cortége inflammatoire est survenue dans le point même précédemment lésé. »

3° *Absence d'hématurie.* — Enfin, deux observations, dans lesquelles la déchirure du rein a été constatée par l'autopsie, ne parlent pas d'hématurie. (Nous passons sous silence les cas dans lesquels la mort a été très-rapide).

Dans la première (obs. 10), le rein fut trouvé divisé horizontalement en deux parties et entouré d'un énorme caillot. On ne dit pas dans quel état s'étaient présentées les urines, et cependant la mort ne survint qu'au dixième jour. Cette observation est donc incomplète au point de vue de la symptomatologie, et elle ne peut réellement nous servir qu'à l'étude de l'anatomie pathologique.

Dans la deuxième observation n° 11, il y avait des déchirures superficielles sur la face antérieure, ainsi que sur la face postérieure du rein droit, et il n'y eut pas d'hématurie. Le blessé succomba au quatrième jour, et, à l'autopsie on trouva la vessie très-distendue par de l'urine (il y avait en outre des déchirures du foie et diverses fractures).

Rayer assure que la substance corticale du rein peut être

(1) Des phlegmons périnéphrétiques. Thèse de Paris, année 1863, p. 26.

contuse, infiltrée du sang et même légèrement déchirée sans que l'urine soit chargée de sang (1).

Le plus ordinairement, la miction a lieu sans douleur, et l'évacuation du sang n'est pas accompagnée de phénomènes bien appréciables du côté de la vessie : en un mot la dysurie est très-rare (à moins qu'il n'y ait des caillots dans la vessie).

En résumé, comme symptômes primitifs, nous avons généralement :

1º Une *douleur* très-vive dans la région rénale, dans la région lombaire, le flanc et l'hypochondre du côté lésé ; cette douleur augmente par la pression, par les mouvements, ainsi que par les fortes inspirations, et elle peut s'étendre jusqu'à la fosse iliaque.

2º Des *symptômes généraux* qui sont les suivants : des nausées, des vomissements, de la pâleur de la face, un pouls petit, insensible ; de la gêne respiratoire, du refroidissement des extrémités, des lipothymies. (Quelquefois la syncope suit l'accident et précède cet ensemble de phénomènes.)

3º Enfin de l'*hématurie*.

MARCHE DE LA MALADIE.

Pour se faire une idée exacte de la marche de la maladie, il faut étudier :

1º La marche des symptômes primitifs ;

2º Les phénomènes nouveaux qui peuvent se présenter à une époque plus ou moins éloignée du début de la maladie, tels que l'ecchymose de la région lombaire et la tumeur de la cavité abdominale.

Marche des symptômes primitifs.

A. Dans un certain nombre de cas, la douleur, l'hématurie et les symptômes généraux n'ont présenté rien de particu-

(1) Loc. cit., t. I, p. 271.

lier dans leur marche. Les symptômes généraux ont disparu dès les premiers jours de la maladie, et la douleur, ainsi que l'hématurie, ont diminué au bout d'une ou plusieurs semaines. (Observations 1, 3, 5, 14, 19, 32, 36.)

La douleur locale est le symptôme qui a persisté le plus longtemps.

B. *Exacerbation de la douleur et des symptômes généraux.*— Un phénomène assez fréquent de la marche de la maladie est l'*exacerbation subite* de la douleur, à une époque plus ou moins éloignée du jour où l'accident est arrivé.

Chez le malade que nous avons observé à l'Hôtel-Dieu, les phénomènes généraux avaient presque disparu ; la douleur elle-même allait en diminuant, et l'état général paraissait s'améliorer, malgré la persistance de l'hématurie, lorsque tout d'un coup, vers le dixième jour, on vit la douleur augmenter d'intensité et devenir tellement violente que le malade, au milieu d'une agitation extrême, jetait des cris aigus, comme s'il s'agissait de coliques néphrétiques. Cet état dura cinquante-huit heures, et, pendant tout ce temps, il y eut une suppression complète des urines. En même temps le ventre était très-ballonné ; des vomissements eurent lieu, et l'on crut un instant à l'existence d'une péritonite. Puis l'hématurie apparut de nouveau, et la crise douloureuse cessa pour ne plus revenir.

En lisant attentivement les autres observations suivies ou non de guérison, nous y avons rencontré assez souvent le même phénomène, en exceptant toutefois l'anurie.

Même, dans deux cas, l'exacerbation de la douleur et des symptômes généraux a eu lieu à deux reprises différentes.

Obs. II. — Neuf jours après la chute, comme il se mettait au lit, le malade fut pris d'une vive douleur aux lombes. Il était à peu près huit heures du soir. On appela le chirurgien au milieu de la nuit, et celui-ci trouva le malade très-accablé, se plaignant de douleurs atroces ressenties à l'abdomen et aux lombes; la face était pâle, le pouls petit, les membres froids.

Obs. VI. — Il y eut à deux reprises différentes de l'exacerbation de la douleur et des symptômes généraux, qu'on attribuait à la péritonite; à chaque paroxysme, l'hématurie qui avait cessé, apparaissait de nouveau.

Obs. X. — Le blessé paraissait dans un état satisfaisant, ne se plaignait que de faiblesse dans le dos, quand le dixième jour après l'accident, au matin, il fut pris subitement d'une douleur aiguë dans les reins. Le ventre se gonfla; il survint une grande faiblesse, une sorte de prostration et le malade mourut à trois heures de l'après-midi le même jour.

Obs. XVIII. 1e *paroxysme*. — Le cinquième jour il se manifeste un peu d'exacerbation dans les symptômes. Les jours suivants, la douleur va en s'affaiblissant, le pouls revient à son état normal, les forces se rétablissent.

2e paroxysme (le 19e jour). Le malade était dans l'état le plus satisfaisant, il se levait depuis plusieurs jours et mangeait le quart de la ration, lorsque le 9 février, à l'issue de la visite, il est pris de douleurs violentes dans le flanc gauche. Il se jette sur son lit en se tordant et en poussant des gémissements. Les extrémités inférieures se refroidissent; un tremblement nerveux s'empare des membres supérieurs. Il éprouve une envie excessive d'uriner qu'il ne peut satisfaire. Le chirurgien de garde fait appliquer 60 sangsues sur le point douloureux. Le lendemain ces accidents étaient à peu près dissipés, il ne restait plus qu'une légère douleur augmentant par la pression.

Obs. XX. — Aggravation de tous les symptômes le cinquième jour.

Obs. XXI. — Les accidents vont en diminuant jusqu'au dixième jour; alors le malade commet une imprudence qui ramène des symptômes assez graves.

Obs. XXXI. — Comme accidents consécutifs, on a noté un redoublement des douleurs rénales, une tension, un ballonnement du ventre avec de la céphalalgie et de l'anxiété.

Obs. XXXVII. — Après quelques jours d'une amélioration qui n'était qu'apparente, il y eut au neuvième jour une exacerbation de la douleur et des symptômes généraux.

Dans les autres observations où les crises si violentes que nous venons de signaler n'ont pas été notées, on remarque cependant que la douleur locale subit des variations dans son intensité; mais il n'y a rien de régulier dans ces paroxysmes.

Comment peut-on expliquer ces exacerbations subites de la douleur et des symptômes généraux?

Faisons d'abord observer que quelques auteurs les attribuent, mais sans en donner des preuves certaines, à de la péritonite ou à de la néphrite.

La péritonite, comme nous l'avons fait voir par l'ana-

lyse des observations suivies d'autopsie, est d'une rareté
extrême, et, dans les cas où les paroxysmes ont été signalés
pendant la vie, on n'a trouvé aucune trace d'inflammation
dans le péritoine.

Obs. VI. — Aggravation de tous les symptômes à deux reprises différentes. A l'autopsie, pas de traces de péritonite.

Obs. X. — Aggravation le dixième jour. Pas de péritonite.

Obs. XIX. — Aggravation le dix-neuvième jour. Pas de péritonite.

Rayer fait remarquer que la commotion ou la contusion
du rein donne assez fréquemment lieu à la néphrite, et que
celle-ci occasionne des accidents secondaires ou consécutifs.

Cependant, nous voyons que la suppuration du rein n'est
pas fréquente, puisqu'on ne l'a rencontrée que quatre fois
dans nos observations.

D'ailleurs, on ne peut pas attribuer à l'inflammation du
rein, ces phénomènes douloureux qui ressemblent aux coliques néphrétiques, et qui cessent tout d'un coup pour
laisser le blessé dans un état relativement satisfaisant.

On peut supposer, pour expliquer cette recrudescence
subite des symptômes : 1° qu'un caillot obturateur, placé
entre les lèvres de la déchirure rénale, a été chassé subitement, par suite des mouvements ou d'un effort quelconque du malade ; d'où il est résulté une hémorrhagie
extra-rénale plus ou moins abondante autour du rein
(collection sanguine périnéphrétique); 2° ou bien qu'un
caillot a oblitéré l'uretère, et a empêché momentanément
l'évacuation, avec les urines, du sang épanché dans le
bassinet. — Ce dernier cas est le plus fréquent.

La première explication peut être admise pour les observations 2, 10, 37.

Dans les trois cas, on trouva une collection sanguine
périnéphrétique dont la formation a coïncidé très-probablement avec le moment de l'apparition des phénomènes
graves dont nous parlons.

Hilton John, qui a fait une leçon clinique au sujet de

son observation (n° 37), croit que les efforts provoqués par les vomissements ont occasionné l'expulsion du caillot situé entre les lèvres de la déchirure du rein, et qu'une hémorrhagie mortelle en a été la conséquence. (*Guy's Hospital Rep.* XIII).

Quant aux observations 18, 20, 21 et 31, et à celle que nous rapportons (n° 40), il est à présumer qu'un caillot sanguin a bouché l'uretère et a été la cause des paroxysmes.

Au sujet de l'aggravation des symptômes de l'observation 18, M. Mounier s'exprime ainsi :

« Quant aux accidents qui se sont manifestés subitement le 9 février, peuvent-ils être rapportés à une recrudescence inflammatoire? Nous ne le pensons pas. Cette douleur, qui apparaît tout à coup et s'irradie vers le pubis, pour disparaître brusquement après quelques heures de durée, ces phénomènes nerveux qui se montrent et s'évanouissent avec la même rapidité, voilà un ensemble de symptômes qui ont trop d'analogie avec ce qu'on remarque tous les jours dans les coliques néphrétiques, pour ne pas admettre qu'ils doivent avoir une cause semblable. L'on doit donc croire qu'ils étaient dus au passage d'un calcul ou plutôt de caillots sanguins qui, plus tard, descendus dans la vessie, sont venus boucher le col de cet organe et nécessiter à plusieurs reprises l'emploi du cathétérisme. »

Chez le blessé observé par nous à l'Hôtel-Dieu, nous croyons aussi que les accidents dont nous avons parlé ont été occasionnés par un caillot sanguin ; mais celui-ci a bouché l'uretère, et non pas le col de la vessie. En effet, le cathétérisme, pratiqué à plusieurs reprises différentes, a prouvé que la vessie ne contenait pas une goutte d'urine, et la cessation des phénomènes douloureux coïncida exactement avec l'expulsion d'une grande quantité d'urine noirâtre. Le caillot, en oblitérant l'uretère, avait donc donné lieu à l'accumulation du sang au-dessus de l'obstacle, et par suite aux accidents déjà signalés. Dès que le sang et l'urine purent de nouveau être expulsés librement, on

trouva, deux jours après, un seul caillot au fond du vase
qui servait à recueillir les liquides. Ce caillot fut soigneusement examiné, et l'on put constater que sa formation
datait déjà de quelques jours; de plus, son aspect particulier permit d'assurer d'une façon presque certaine qu'il
avait dû se former dans l'uretère et empêcher ainsi l'évacuation du sang qui s'épanchait au-dessus de lui; enfin,
ajoutons que le blessé n'a jamais rendu d'autres caillots,
ni avant, ni après la recrudescence dont nous parlons. Le
sang qui provenait de la déchirure rénale s'est toujours
trouvé mélangé à l'urine. Citons, du reste, un passage du
livre de Rayer, qui concorde avec notre manière de voir :
« On peut lire dans les auteurs un assez grand nombre de
cas d'hématurie dans lesquels des caillots fibrineux (en
obstruant momentanément l'uretère), ont donné lieu à des
douleurs analogues aux coliques néphrétiques, à une vive
anxiété, parfois au refroidissement des mains, et plus tard,
si l'obstruction se prolonge, à la distension de l'uretère,
du bassinet et des calices. On connaît plusieurs exemples
dans lesquels de semblables concrétions ayant la forme
d'un ver lombrique ou d'un strongle, ont été expulsés
au dehors, après avoir occasionné de vives douleurs dans le
trajet de l'uretère à la vessie ou en traversant l'urèthre (1).»

Quant à l'anurie, c'est-à-dire la suppression complète
des urines, son existence dans le cas de notre observation
ne peut être mise en doute.

Notre maître, le D\ A. Guérin, a sondé le malade à la
visite du matin, et de notre côté, nous avons pratiqué le
cathétérisme à celle du soir. Pendant une période de
58 heures, pas une goutte d'urine ne fut trouvée dans
la vessie, et l'on eut bien soin de s'assurer auprès des personnes qui entouraient et soignaient le malade, si, dans
l'intervalle, celui-ci n'avait pas uriné.

Ce phénomène tout à fait exceptionnel n'est pas facile à

____

(1) Loc. cit., t. III, p. 334.

expliquer, car si un caillot oblitérait l'uretère, et d'un seul côté, cela ne pouvait pas empêcher la sécrétion urinaire dans le rein du côté opposé.

Dans l'observation 15, il est bien question de suppression d'urine, mais celle-ci a duré 24 heures, et s'est montrée comme conséquence d'une néphrite suppurée.

Cependant, nous avons voulu faire des recherches à ce sujet, et pour cela, il n'y avait qu'à lire le traité si complet de Rayer sur les maladies des reins.

En consultant l'article *pyélite calculeuse*, nous avons trouvé une phrase où il est question de suppression d'urine, par suite d'oblitération des deux uretères par des calculs. Puis, plus loin, Rayer ajoute : il paraît même que la suppression complète de la sécrétion ordinaire peut avoir lieu dans des cas où un seul des uretères est obstrué par un calcul (1). Un cas semblable a été publié par Brodie. — (*London med. Gaz.*, v. VIII, p. 70).

Enfin, faisons remarquer que tous ces cas d'anurie se sont terminés par la mort.

Dans l'observation 40, malgré une suppression totale de la sécrétion urinaire pendant 58 heures, il n'y a pas eu d'accidents urémiques, et la guérison a eu lieu.

Marche de l'hématurie. — Nous connaissons déjà la marche de l'hématurie dans les cas où la maladie suit un cours régulier. L'écoulement sanguin diminue par degrés jusqu'à ce que la guérison s'établisse ; mais, dans un certain nombre de cas, on remarque que l'hématurie disparaît subitement pour faire place à des urines aussi limpides que celles que l'on rencontre à l'état normal. On croit alors que tout danger est passé, et que la convalescence va avoir lieu. Mais, tout d'un coup, l'hémorrhagie se reproduit avec une abondance aussi grande que dans les

(1) Loc. cit., t. III p. 28.

premiers moments de la contusion, et quelquefois, la ré-
cidive de l'hématurie coïncide avec la recrudescence de la
douleur et des symptômes généraux. De plus, l'hématurie
peut se répéter ainsi à des intervalles plus ou moins éloignés
les uns des autres, jusqu'à ce que la guérison se montre
franchement.

Pour expliquer cette intermittence dans l'apparition du
sang avec les urines, on peut admettre les deux hypothè-
ses suivantes dont nous avons déjà parlé :

1° L'oblitération momentanée de l'uretère par un caillot
sanguin ;

2° La cessation temporaire de l'écoulement sanguin au
niveau des déchirures du rein, et la réapparition de l'hémorrhagie rénale.

Citons maintenant les observations où l'hématurie s'est
montrée d'une manière intermittente.

Obs. II. — Urines sanguinolentes le premier jour; le lendemain et les
jours suivants, l'urine n'était plus colorée par le sang. Le neuvième jour,
mort avec les signes d'une hémorrhagie interne. A l'autopsie, on trouva le
rein englobé d'un caillot énorme, etc.

Obs. VI. (Hémato-néphrose consécutive à la contusion du rein). — A la
suite d'une contusion sur la région lombaire, un jeune ouvrier avait rendu
du sang avec ses urines (1ʳᵉ hémorrhagie). Quelque temps après, l'écoulement du sang ayant cessé et les urines étant devenues claires, il avait tout
à coup pissé 3 à 4 palettes de sang pur et vermeil et qui s'était coagulé
dans le vase sans séparation d'une seule goutte de sérosité (2ᵉ hémorrhagie).
Au bout de quelques jours, troisième hémorrhagie. Pendant les dix à douze
derniers jours, les urines cessèrent de contenir du sang; elles s'écoulèrent
tout à fait claires.

Obs. VII. — Hématurie le premier jour. Le lendemain, plus de sang dans
les urines, et celles-ci sont claires et limpides. (Après l'autopsie, l'auteur
expliqua la cessation de l'hématurie par la destruction presque entière du
rein et par l'anéantissement consécutif de l'organe.)

Dans l'observation XV, il y eut d'abord de l'hématurie et, plus tard, de
l'urine tenue, aqueuse. Vers la fin de la maladie, on trouva du pus dans les
urines.

Obs. XX. — Le deuxième et le troisième jour, les urines furent simplement sanguinolentes. Au quatrième jour, nouvelle hémorrhagie.

Obs. XXII. — L'hématurie se reproduisit à différentes reprises, pendant plusieurs mois. Plus tard apparut une néphrite suppurative.

Obs. XXXI. (Réflexions de l'auteur). — Un fait à noter, ce sont les variations dans la quantité du sang contenu dans les urines ; ses disparitions temporaires. En général, les urines du matin contenaient moins de dépôt que celles de la journée ou du commencement de la nuit.

Obs. XXXVII. — Variations fréquentes dans la quantitité de sang évacué avec les urines.

Obs. XL. — Hématurie les deux premiers jours ; urines limpides les deux jours suivants ; puis réapparition de l'hématurie, qui a persisté trois jours pour être suivie d'anurie pendant cinquante-huit heures. Enfin, nouvelle hématurie.

La marche de l'hématurie a été la suivante dans les deux cas d'hémato-néphrose : pour l'une d'elles (n° 18), il y a eu du sang dans les urines à partir du septième jour de la maladie jusqu'à la mort. Dans la deuxième, au contraire (n° 6), le sang n'a plus paru dans les dix ou douze derniers jours de la vie.

2° Étudions maintenant les phénomènes nouveaux qui peuvent se présenter dans le cours de la maladie.

Ecchymose. — Selon Rayer, lorsque la déchirure du rein a été produite par un coup ou par toute autre violence extérieure, le plus souvent on observe une large ecchymose dans la région lombaire ; toutefois, ce médecin croit que l'existence d'une ecchymose extérieure n'est pas constante (1). Dans nos observations, il n'est pas souvent question de ce signe particulier, et nous voulons parler seulement de l'ecchymose qui ne survient que quelque temps après la contusion.

Obs. XX. — Le cinquième jour, on remarque une ecchymose dans la région lombaire.

Obs. XXVII. — Le septième jour, on voit au-dessus de l'épine iliaque antéro-supérieure une ecchymose de 4 à 5 centimètres d'étendue.

(1) T. 1, p. 270.

Tumeur de l'abdomen. — A une époque variable, pendant le cours de la maladie, on peut quelquefois remarquer une tuméfaction plus ou moins prononcée dans la cavité abdominale, du côté lésé.

Par l'analyse des lésions trouvées à l'autopsie, nous savons maintenant que cette tuméfaction peut être due à une hémato-néphrose ou bien à une collection sanguine périnéphrétique.

Les cas où l'existence d'une tumeur extra ou intra-rénale a été constatée pendant la vie sont les suivants :

Obs. II. — (Tumeur sanguine périnéphrétique).
Le neuvième jour j'examinai l'abdomen, il était considérablement tuméfié, dur à droite (siége de la lésion) et mou à gauche.

Obs. VI. — (Hémato-néphrose du côté gauche).
A l'hypogastre et dans le flanc gauche, on sentait une tumeur rénitente, allongée dans la direction de l'uretère, mais trop superficielle pour qu'on persistât longtemps dans l'idée qu'on avait eue d'abord qu'elle dépendait d'une tuméfaction de ce canal. Quelque temps après eut lieu une hémorrhagie. Après le sang pur, il y eut pendant quelque temps des urines sanguinolentes ; et, sans devenir plus douloureuse, la tumeur du flanc gauche devint plus saillante et plus large.

. Dans l'observation VII (collection sanguine périnéphrétique à droite), le jour de l'accident, on sentait une légère saillie dans le flanc droit. Le lendemain on constatait encore une tuméfaction diffuse, très-légère dans la même région.

Obs. XXVI. — (Tumeur sanguine périnéphrétique à droite).
Au bout de quelque temps on observa une tuméfaction de la région hépatique.

Obs. XXXVII. — (Collection de sang autour du rein gauche).
Le vingt-quatrième jour le ventre est ballonné et sonore à la percussion, excepté à gauche du côté de la région rénale où l'on perçoit une tumeur mate.

Obs. XL. — Le ballonnement du ventre ayant diminué et le côté lésé étant moins douloureux à la pression, on constata vers le dixième jour une tuméfaction intra-abdominale, arrondie, dure, mate, occupant tout l'hypochondre gauche et faisant saillir le flanc et la région lombaire du côté correspondant. Au bout de trois semaines, cette tuméfaction avait diminué graduellement et, à la fin, il ne restait plus qu'une petite tumeur dure, profondément située du côté de la région rénale.

Dans ce dernier cas, qui est celui que nous avons observé, la tumeur était-elle intra ou extra-rénale?

Pour répondre à cette question, donnons l'avis de Rayer au sujet des signes distinctifs de l'hémato-néphrose et de la tumeur sanguine périnéphrétique. «Sans doute, dit-il, il sera difficile de distinguer pendant la vie, une tumeur formée par un épanchement de sang autour du rein et en dehors du péritoine, d'une tumeur résultant de la distension du rein par du sang accumulé dans sa cavité. Toutefois, dans les hémorrhagies extra-rénales, les tumeurs apparaissent ordinairement dans les premiers jours de l'accident, et elles ne sont pas circonscrites comme les tumeurs rénales. Une tumeur due à du sang épanché dans la cavité du bassinet se forme plus tard et plus lentement qu'une infiltration sanguine dans le tissu cellulaire sousséreux, le rein se distendant plus difficilement que le péritoine ne se soulève (1). »

D'après cela, on peut dire que, dans notre observation, la tumeur intra-abdominale était périnéphrétique, puisqu'elle n'a pas mis plus de dix jours pour faire son apparition; de plus, si elle s'était formée dans le rein lui-même, pour produire une hémato-néphrose, celle-ci n'aurait pas disparu graduellement, comme cela est arrivé pour notre malade. Il y avait donc, chez celui-ci, une déchirure assez étendue, qui a permis non-seulement au sang d'être expulsé avec les urines, mais encore d'être épanché dans la région périnéphritique.

Un fait particulier à noter dans l'observation de M. Mounier est le suivant : l'hémato-néphrose était constituée par une tumeur occupant le flanc et l'hypochondre gauche, empiétant même sur le côté droit, et s'étendant depuis la huitième côte jusqu'à l'épine iliaque antérieure et supérieure; cependant, malgré le volume énorme de la tumeur, l'existence de celle-ci n'a pas été signalée pendant la vie.

(1) Loc. cit., t. I, p. 280.

Il faut croire que le ballonnement du ventre, ainsi que les douleurs vives éprouvées par le malade, n'ont pas permis au chirurgien de constater les changements survenus du côté de la cavité abdominale.

TERMINAISONS.

Nous avons vu déjà que la contusion du rein pouvait se terminer par une guérison complète. Voyons maintenant d'autres modes de terminaison.

Néphrite suppurative. — Dans quatre observations avec autopsie, on a trouvé des abcès dans le parenchyme rénal, à la suite de la contusion de l'organe.

Dans l'observation 15, au moment où la néphrite suppurative parut commencer, on nota les signes suivants :

Fièvre très-vive, accompagnée d'une diminution notable dans la sécrétion des urines qui cessèrent de contenir du sang; douleur aiguë dans la partie correspondante au rein gauche; plus tard, peau sèche, chaleur assez vive, altération des traits de la face, bouche sèche, grande soif, respiration petite; douleur constante et grands élancements dans le rein gauche.

Le pouls était dur; le malade ne pouvait se coucher que sur le côté gauche. L'urine était ténue, aqueuse et peu abondante. Le ventre était resserré.

Le lendemain, onzième jour de la maladie, même état; quelques frissons le long de la colonne vertébrale, continuation de la douleur.

Le douzième, symptômes plus alarmants encore, forces très-abattues, langue noire et sèche, pouls fréquent et toujours dur, douleur très-aiguë, constipation, entière suppression d'urine.

Le treizième, rémission de la douleur, évacuation avec les urines d'une grande quantité de pus; plusieurs selles; les forces étaient encore plus diminuées, le pouls petit et très-fréquent.

Le quatorzième, prostration entière des forces, pouls à peine sensible et intermittent, diarrhée colliquative; plus d'urine ni de pus; face et yeux d'une couleur plombée, langue noire et sèche, sueur froide; mort à l'entrée de la nuit.

Nous avons à dessein rapporté ici la fin de cette observation, pour faire voir les symptômes qui ont coïncidé avec la néphrite suppurative.

Obs. XVII. — M. Bergeron, dans le cas qu'il a observé, fait remarquer que la formation des abcès du rein a été très obscure, et que la réaction et la douleur ont été très-faibles. Les urines contenaient du pus.

Obs. XXII. — Après l'hématurie survient un écoulement de pus avec les urines.

L'évacuation des urines purulentes a duré près d'un an jusqu'à la mort du malade.

Obs. XXV. — Urine très-fétide mêlée à du pus. La quantité du pus était quelquefois très-considérable. La santé s'affaiblit de jour en jour, et la mort survint deux ans environ après l'accident.

Ainsi donc, dans les 4 cas où la néphrite suppurative a eu lieu, on a trouvé du pus dans les urines après la disparition de l'hématurie.

Quant à la marche de cette néphrite suppurative, elle a été rapide dans l'observation 15 et dans l'observation 17 (celle-ci sans réaction bien appréciable); au contraire, dans les observations 22 et 25, l'inflammation a suivi une marche chronique; car, dans la première, l'écoulement du pus dura plus d'un an jusqu'à la mort du malade, et dans la deuxième la terminaison fatale eut lieu seulement deux ans après l'accident.

Albuminurie. — Dans deux cas de contusion de rein observés par Billroth (obs. 34 et 35) et dans un autre de M. Verneuil, cité par M. Ravel (Thèse de Paris, 1870, p. 30), on a constaté la présence de l'albumine dans les urines, longtemps après la disparition de l'hématurie.

Enfin, rappelons ici que des affections calculeuses peuvent être la conséquence d'une déchirure rénale (obs. 13 et 18).

La terminaison par hémato-néphrose nous est déjà connue. Quant à celle qui a lieu par la formation d'une tumeur sanguine périnéphrétique, on voit que souvent, dans ce cas, la cause de la mort est due à l'abondance de l'hémorrhagie, en même temps qu'à la gravité de la lésion elle-même.

DURÉE.

On peut s'assurer, en étudiant nos diverses observations, que la durée est extrêmement variable.

Nous avons vu que, dans un certain nombre de cas où la marche est régulière, la guérison peut avoir lieu en quelques semaines : mais, lorsque l'hématurie a disparu momentanément, il ne faut pas en conclure que la maladie est terminée, car l'on connaît maintenant les variations incessantes dans la quantité de sang expulsé avec les urines.

Lorsque la marche de la maladie est entravée par le redoublement de la douleur et d'autres symptômes, la durée paraît être plus longue.

Dans le cas où des phénomènes nouveaux, comme une tumeur sanguine intra ou extra-rénale se présente, la durée de la maladie ne peut être limitée.

Lorsque la suppuration du rein a lieu, la maladie a pu se prolonger pendant deux ans comme dans l'observation 25.

Faisons observer que les déchirures complètes du rein ne sont pas toujours suivies d'une mort rapide, car dans un cas constaté par l'autopsie, la mort n'est survenue qu'au dixième jour.

En résumé, la marche, la durée et la terminaison de la contusion du rein sont les suivantes :

Dans une première série d'observations qui sont les moins graves, l'hémorrhagie rénale diminue graduellement, les urines deviennent sanguinolentes, s'éclaircissent de plus en plus et deviennent tout à fait limpides. En même temps, la douleur locale devient de moins en moins forte et finit par disparaître complètement ; ajoutons qu'elle ne cesse qu'après tous les autres symptômes. Quant aux phénomènes généraux, ordinairement ils ne se manifestent plus après les premiers jours de la maladie.

Dans une deuxième série de faits, la marche n'est pas

aussi régulière, et l'on observe que la douleur locale et les phénomènes généraux subissent des redoublements; on voit quelquefois, chez des malades qui paraissent entrer en voie de guérison, la douleur se réveiller tout d'un coup et devenir souvent bien plus vive que dans les premiers jours. Les symptômes généraux eux-mêmes deviennent plus menaçants, et, après une durée variable, un calme plus ou moins complet revient.

On a vu ce phénomène se répéter plusieurs fois dans le cours de la maladie, et il est probable qu'il est dû le plus souvent à un caillot qui bouche l'uretère et empêche momentanément l'excrétion du sang. En même temps l'hématurie suit une marche analogue, et la quantité de sang expulsé avec les urines varie chaque jour. A certaines époques, du reste non déterminées, on voit même une disparition temporaire de l'hématurie. Puis celle-ci renaît, pour cesser de nouveau, jusqu'à ce que la guérison s'établisse franchement.

Si, dans certains cas, la douleur n'atteint pas cette intensité dont nous parlons, on observe cependant qu'elle est sujette à des recrudescences et à des diminutions alternatives.

Dans une troisième série, la marche de l'hématurie, de la douleur et des symptômes généraux est la même que dans les cas précédents, mais il s'y ajoute des phénomènes nouveaux. Nous voulons parler de la tumeur intra-abdominale. A une époque plus ou moins éloignée du début de la maladie, on peut voir apparaître, dans le flanc du côté lésé, une tuméfaction plus ou moins volumineuse, dont la formation se rapporte à un épanchement sanguin à l'intérieur ou à l'extérieur du rein. Dans le premier cas, il y a hémato-néphrose, et ce phénomène est toujours une complication grave, parce que le rein finit par s'atrophier comme dans l'hydro-néphrose. Dans le deuxième cas, au contraire, c'est le sang sorti des lèvres de la déchirure qui s'épanche sous le péritoine, en dehors du parenchyme rénal. Si une tumeur semblable est constatée pendant la vie, cela peut prouver que la déchirure du rein est étendue et profonde, mais il n'en résulte pas toujours une terminaison funeste, car l'hémorrhagie rénale peut s'arrêter.

Dans une quatrième série d'observations, la contusion peut se terminer par une néphrite suppurative, par l'albuminurie, ou encore par la formation de calculs du rein.

Quant à l'ecchymose de la région lombaire, elle se présente rarement.

Enfin, une dernière série de contusions, est celle dans laquelle il y a des déchirures étendues du rein, et où la vie peut se prolonger pendant quelques heures et même pendant quelques jours. Mais, tout d'un coup, une hémorrhagie périnéphritique considérable a lieu, et la mort en est la conséquence.

DIAGNOSTIC.

Lorsqu'un individu, à la suite d'une chute ou d'un coup plus ou moins violent sur la région lombaire, se plaindra d'une douleur locale ayant les caractères déjà indiqués, et si cette douleur s'accompagne d'hématurie et des symptômes généraux que nous connaissons, on aura tout lieu de croire que le rein a été contusionné.

La réunion de ces signes locaux et généraux est nécessaire pour assurer le diagnostic, car nous avons vu que presque toujours cet ensemble est complet.

A la rigueur, la douleur locale et l'hématurie suffiraient à eux seuls pour faire connaître une déchirure du rein ; car, si celle-ci est de peu d'importance, les phénomènes généraux peuvent manquer.

Examinons séparément, au point de vue du diagnostic, les deux symptômes locaux, ainsi que le groupe des phénomènes généraux.

1° *Douleur*. — Si la douleur locale se propageait jusqu'à la région inguinale et s'accompagnait de la rétraction du testicule, comme dans les coliques néphrétiques, on aurait là un caractère particulier qui permettrait d'affirmer d'une façon presque certaine que la lésion siége du côté du rein ; mais les observations nous ont prouvé qu'il n'en était pas ainsi.

La douleur qui est la suite d'une contusion pourrait donc faire croire à une lésion des muscles de la région lombaire, d'autant plus qu'une ecchymose peut se montrer de ce côté et que la pression et les mouvements du corps augmentent la souffrance.

La douleur, dans le cas de simple contusion des muscles de la région lombaire, peut être aussi violente que celle de la déchirure du rein, mais elle n'est pas sujette à des redoublements subits comme dans ce dernier cas, et la pression de l'hypochondre correspondant, ainsi que de la région rénale, n'est pas douloureuse.

Enfin, lorsque la douleur se fait particulièrement sentir dans les hypochondres, on peut croire à une lésion de la rate et du-foie, et l'on sait que la contusion de ces viscères accompagne quelquefois celle du parenchyme rénal ; mais alors les autres symptômes graves qui suivent ces lésions traumatiques seront d'un secours plus utile que la douleur, pour assurer le diagnostic.

2° *Hématurie*. L'hématurie est certainement le caractère principal de la déchirure du rein, et ce symptôme, isolé de tous les autres, peut servir à diagnostiquer la contusion.

Cependant le sang peut provenir de la muqueuse du bassinet, de l'uretère, de la vessie ou de l'urèthre, mais il n'est pas probable que les muqueuses du bassinet, de l'urèthre ou de l'uretère puissent donner lieu à un écoulement de sang aussi abondant que dans le cas de contusion rénale, et il faudra surtout s'attacher à savoir si le sang vient de la vessie ou du rein.

Lorsqu'il n'y a pas de lésion organique de la vessie, nous ne pensons pas que ce viscère soit susceptible, à la suite d'une violence extérieure, appliquée principalement sur la région lombaire, de donner lieu à une hémorrhagie aussi abondante et aussi persistante que s'il s'agit de déchirure du parenchyme rénal.

D'ailleurs, une déchirure de la muqueuse vésicale doit être généralement suivie d'une cystite qui ne se manifeste pas, s'il y a déchirure du parenchyme rénal.

Nous citerons à ce sujet l'opinion de Bégin qui, dans sa clinique chirurgicale du Val-de-Grâce, a insisté sur le diagnostic différentiel de l'hémorrhagie rénale et de l'hémorrhagie vésicale, lorsque le symptôme hématurie est le résultat d'un traumatisme.

Cet homme (obs. 33), dit le professeur a rendu du sang avec les urines, d'où vient-il? de la vessie ou du rein?

« Du rein, la chose est possible; en effet, il a une texture solide et un poids considérable, eu égard à son volume. Les douleurs se font sentir dans un endroit correspondant à cet organe et surtout à gauche. Ce serait donc le rein gauche qui aurait souffert. Le sang versé par lui se mêle en quantité plus ou moins considérable à l'urine sécrétée par lui et celui du côté opposé.

Ce fait est le plus probable, car la vessie ne souffre guère que lorsqu'elle contient une certaine quantité d'urine; or, cet homme avait uriné une heure environ avant l'accident. La vessie ne contenait donc qu'une faible quantité de liquide, et insuffisante pour qu'il y eût déchirure des parois.

« D'un autre côté, la déchirure ne peut avoir lieu à l'intérieur que dans deux points : le sommet ou le col de la vessie. Or, une déchirure à la partie supérieure aurait donné lieu à un épanchement d'urine dans le péritoine, à une péritonite suraiguë, et le malheureux serait presque agonisant à cette heure. Le journal de chirurgie militaire renferme plusieurs cas de rupture de la vessie chez des hommes, qui, rentrant ivres, se jettent par les fenêtres qu'ils prennent pour la porte. Il en résulte un pressant besoin d'uriner qu'ils ne peuvent satisfaire; l'organe se tuméfie, et l'on a tous les signes d'une péritonite. Toute l'urine passe dans la cavité abdominale et, par l'effet de la maladie, la sécrétion elle-même est diminuée.

« Si la déchirure intéresse le col de la vessie, l'urine pénètre dans le tissu cellulaire, mais avec difficulté; une faible quantité chargée du sang de la déchirure est expulsée au dehors. Cependant cela est difficile à croire, car il y a très-peu de douleur, de fièvre et d'agitation pour que de pareils désordres existent.

« Enfin, y a-t-il un simple ébranlement de la muqueuse vésicale, et le sang provient-il des capillaires sanguins déchirés?

« S'il y avait peu de sang, ce serait possible, mais la quantité est trop considérable; il y a un caillot épais au fond du vase. Notons que la muqueuse vésicale est très-blanche et peu vasculaire.

« Nous concluons donc qu'il y a une déchirure partielle du parenchyme du rein. Il est vrai que la rétraction du testicule du côté lésé manque, mais c'est un signe sympathique qui peut manquer. (Leçon citée par M. Liard à l'observation 33). »

Il résulte des relevés de M. Houel (thèse de concours pour l'agrégation de chirurgie, Paris, 1857), que les ruptures traumatiques de la vessie sont à peu près également fréquentes à la face antérieure et à la face postérieure; que celles de la face postérieure sont accompagnées presque constamment de déchirure du péritoine et d'épanchement d'urine dans la cavité séreuse; que les ruptures de la face antérieure laissent ordinairement le péritoine intact, et que c'est dans le tissu cellulaire du bassin que s'épanche le liquide urineux.

Les accidents spéciaux qui résultent donc de ces lésions traumatiques ne sont pas comparables à ceux de la contusion rénale.

Il faut s'assurer que les urines contiennent du sang.

Ordinairement, à la suite d'une contusion du rein, l'hémorrhagie est assez considérable pour ne laisser aucun doute sur l'existence de l'hématurie.

Plus tard, lorsque la quantité de sang excrété diminue, la coloration des urines devient de moins en moins foncée. Le noirâtre et le rose, d'après Civiale, sont « les teintes extrêmes entre lesquelles on rencontre un grand nombre d'intermédiaires. « En outre, de l'avis du même auteur, lorsque le sang abonde dans l'urine, il est rare qu'il y demeure à l'état liquide; il se précipite en caillots, dont la couleur diffère souvent à des degrés plus ou moins considérables, de celle qu'ils présentent après la sortie du liquide de ses vaisseaux. Cette différence peut dépendre de son mélange avec des substances étrangères, ou bien d'une action chimique exercée sur lui par l'urine altérée » (1).

Bégin avait observé que les urines sanglantes de son malade ne contenaient pas de caillots, et il en avait conclu que le sang était intimement mêlé à l'urine, en se combinant avec lui molécule à molécule. Ce phénomène serait donc un élément de diagnostic qui pourrait servir à distinguer l'hémorrhagie rénale de l'hémorrhagie vésicale ; mais Civiale affirme que dans les deux cas, le sang se comporte de la même façon dans les urines. En un mot, le sang épanché se montre sous toutes les formes, depuis celle de liquide pur et isolé, jusqu'à celle de dissolution parfaite, ou de caillots et de grumeaux plus ou moins volumineux (2).

Cependant Roberts fait remarquer que le sang qui vient du rein est uniformément mêlé à l'urine, lui communique une teinte rougeâtre obscure, et après le repos, laisse déposer des grumeaux couleur chocolat. Quand il vient d'une autre portion des voies urinaires, la coloration de l'urine

(1) Civiale. Traité pratique sur les maladies des organes génito-urinaires, t. III, p. 354.

(?) Loc. cit., t. III, p. 355.

est vermillon et par taches plus vives; le dépôt renferme des caillots facilement reconnaissables (1).

Chez le malade que nous avons vu à l'Hôtel-Dieu (obs. 40), les urines entraînaient certainement une grande quantité de sang, et malgré cela il n'y a jamais eu d'autres caillots que celui dont nous avons déjà parlé.

D'un autre côté, lorsque des caillots sont expulsés avec les urines, on peut tenir compte de la forme de ces caillots pour reconnaître le siége de l'hémorrhagie.

C'est ce qu'a fait Hilton John qui a publié l'observation 37. Il faut, dit-il, laver soigneusement dans un courant d'eau les caillots aussitôt après leur sortie. Ceux qui viennent de l'urèthre ont une forme cylindrique; dans la région prostatique, ils sont ovalaires ou triangulaires; les caillots de la vessie sont aplatis ou arrondis. Chez le malade que ce chirurgien a soigné, les caillots étaient irréguliers ou longitudinaux et semblaient venir du bassinet et des uretères, supposition qu'appuyaient d'autres symptômes. L'autopsie confirma ces prévisions (2).

L'emploi du microscope est d'une très-grande utilité, d'abord pour reconnaître si des urines peu colorées contiennent du sang, et ensuite pour s'assurer si le sang vient du rein lui-même.

1° Certaines urines supposées sanguinolentes ont une teinte rosée si douteuse qu'on ne pourrait affirmer qu'elles contiennent du sang. L'examen microscopique dans ces cas démontrera que ces urines contiennent des globules sanguins, faciles à reconnaître à leurs caractères spéciaux; mais il faut se rappeler que les globules sanguins, au bout de quelque temps de contact avec l'urine finissent par subir certaines altérations. C'est ce qui est arrivé, lorsque nous avons fait étudier au microscope les urines du malade que nous avons observé.

(1) Lorain, t. IV, p. 534 (Valleix, Guide du médecin-praticien, 1866).
(2) Thèse de Ravel, 1870, p. 28.

Voici, selon Rayer, ce qui se passe : « La modification la plns remarquable consiste dans l'irrégularité de leur circonférence, qui souvent apparaît comme crénelée, et toujours plus ou moins déformée. En outre, la dimension de plusieurs de ces globules est évidemment diminuée, et leur tache centrale moins régulière. Toutefois, un assez grand nombre conservent assez longtemps leurs caractères propres. Ces changements m'ont paru devoir être attribués à l'action de l'acide libre de l'urine (1). »

Les globules sanguins s'altèrent et disparaissent assez promptement dans l'urine abandonnée à elle-même, à l'air libre : leur forme change, la couleur jaune paraît persister plus longtemps. Au reste, ces résultats sont modifiés par l'acidité ou l'alcalinité de l'urine. Ces globules s'altèrent aussi et finissent par se dissoudre dans les urines ammoniacales (Rayer).

« Si, à l'exemple de Rayer, l'on remplit un tube long de 15 centimètres et de 1 centimètre et demi de diamètre avec des urines supposées sanguinolentes, le petit nombre de globules qu'elles contiennent se précipite au fond du tube, où ils forment un dépôt rougeâtre qui surmonte les autres éléments du sédiment et notamment le pus, lorsqu'il en existe. Dans ces urines *toujours plus ou moins chargées d'albumine*, quelquefois il n'y a pas de trace de fibrine coagulée; d'autres fois on y aperçoit à l'œil nu, et mieux à l'inspection microscopique des filaments d'apparence fibrineuse (2).

L'urine sanguinolente se *coagule par la chaleur et précipite par l'acide nitrique.*

2° « L'hémorrhagie de la substance du rein se reconnaît à la présence de *moules* de tubes dans le dépôt urinaire. On peut s'en convaincre à l'occasion de l'hématurie qui signale la congestion rénale dans certaines formes de *mala-*

(1) Rayer, t; I, p. 153.
(2) T. 3, p. 332.

die de Bright. Dans les cas de contusion du rein, par coup ou par chute sur la région lombaire, la présence de moules dans l'urine est le meilleur moyen de diagnostic. Ces moules sont opaques ou transparents, quelques-uns retiennent de l'épithélium rénal ou des globules sanguins (1).

Nous avons vu que Johnson, dans un cas d'hématurie, survenue trois ans après un coup porté sur la région lombaire, avait diagnostiqué une hémorrhagie rénale, parce que l'examen microscopique des urines lui avait montré des *cylindres sanguins moulés sur les tubes.*

3° *Signes généraux.* — Les phénomènes généraux (pâleur de la face, pouls petit, etc.), qui suivent ordinairement la contusion du rein, se retrouvent aussi toutes les fois qu'il existe une hémorrhagie interne quelconque; mais réunis à la douleur locale et à l'hématurie, ces symptômes généraux sont d'une très-grande utilité pour le diagnostic de la contusion du rein.

Diagnostic de la tumeur intra-abdominale.

Lorsqu'une tumeur se forme à la région rénale, il s'agit de savoir : 1° si elle est extra ou intra-rénale ; 2° si elle ne peut être confondue avec d'autres tumeurs intra-abdominales.

Nous connaissons déjà les signes au moyen desquels on peut distinguer une hémato-néphrose d'une collection sanguine périnéphrétique, et nous savons que la première se forme bien plus lentement que la seconde.

D'autre part, à la suite d'une chute sur la région lombaire, il peut y avoir rupture de l'uretère et par suite formation d'une tumeur intra-abdominale, par épanchement urineux. Dans deux cas semblables cités par Stanley

(1) Valleix. Guide du médecin praticien, 5e édit., revue par Lorain, 1866, t. IV, p. 526.

(*Med. and chirurg. transactions*, V. 17), la tumeur avait acquis un volume considérable, et la ponction pratiquée dans le premier cas avait donné issue à un liquide qui n'était autre chose que de l'urine. Dans le deuxième, la mort eut lieu quelque temps après la contusion, et à l'autopsie, on trouva dans la tumeur un mélange de pus et d'urine fétide. On s'assura qu'une rupture de l'uretère avait donné lieu à la tumeur urineuse.

Mais dans ces deux observations il n'y avait pas d'hématurie.

Lorsqu'un phlegmon périnéphrétique se forme à la suite d'une contusion de la région lombaire, on pourrait croire à une tumeur sanguine et réciproquement ; mais une collection purulente s'accompagne de symptômes inflammatoires caractéristiques, et de plus elle apparaît bien plus tardivement que la collection sanguine.

Pour terminer ce qui est relatif au diagnostic, nous devrions parler de ces cas, très-rares il est vrai, où une déchirure du rein ne s'est pas accompagnée d'hématurie, et de ceux aussi où le sang ne s'est montré que plus tard. (Obs. 10).

S'il n'y a pas d'hématurie, il ne nous reste, pour faire le diagnostic, que la douleur locale et les symptômes généraux. Dans ces circonstances exceptionnelles, on pourrait encore, au moyen des symptômes généraux, diagnostiquer une lésion viscérale dans l'abdomen, et par la douleur localisée du côté de la région rénale, soupçonner une déchirure du rein.

On fera bien aussi, en général, d'examiner la cavité abdominale, afin de s'assurer si du côté du rein il ne se forme pas une collection sanguine.

Mais il ne faut pas oublier que cet examen est parfois très-difficile dans les premiers temps, à cause du ballonnement du ventre et des souffrances qu'éprouve le malade, lorsqu'on veut explorer la région rénale.

Lorsque la déchirure du rein est accompagnée de contusion du foie ou de rupture de la rate, on se trouve en face d'un ensemble de symptômes si graves et si complexes, que les signes propres à la lésion des reins ne peuvent être distingués. Si cependant la mort n'est pas immédiate, l'hématurie démontrera que le rein a été atteint par la violence extérieure.

PRONOSTIC.

Nous savons déjà que des déchirures plus ou moins étendues du rein peuvent se cicatriser. Sur nos 40 observations, nous voyons 17 cas qui se sont terminés par une entière guérison; deux par une albuminurie probablement passagère, et un autre par une affection calculeuse du rein.

Mais il ne faut pas oublier que la contusion du rein est une affection grave, parce que la suppuration rénale peut être la conséquence de la lésion traumatique, que l'atrophie du rein peut avoir lieu par suite d'une hémato-néphrose, et qu'une hémorrhagie interne peut subitement emporter le malade.

En outre, on ne doit pas tenir compte, au point de vue du pronostic, des symptômes généraux si graves, qui accompagnent ordinairement la contusion du rein, car ils se sont rencontrés dans beaucoup de cas suivis de guérison. D'un autre côté, quelques cas de contusion rénale, qui se sont terminés par la mort, n'ont présenté ces symptômes que quelques heures après la chute. Dans un cas même (obs. 10), ils ne sont venus que dix jours après.

Enfin, lorsque dans les premiers jours la douleur et l'hématurie ont disparu, on ne doit pas écarter pour toujours un pronostic fâcheux, si l'on connaît la marche particulière suivie quelquefois par ces symptômes.

TRAITEMENT.

Le traitement des contusions de la région lombaire,
« d'après Rayer, doit être d'autant plus actif qu'il y a probabilité ou certitude d'un épanchement considérable de
sang sous la peau, dans le tissu cellulaire intermusculaire
ou extra-péritonéal, avec contusion ou déchirure du rein.
Une ou plusieurs saignées du bras doivent être faites dans
dans les vingt-quatre heures. Ensuite, il est souvent nécessaire de faire une application de sangsues sur la région
contuse ou de répéter la saignée les jours suivants (Rayer,
t. I, p. 272). »

Si, en effet, on examine les observations suivantes, où la
guérison a eu lieu, on remarque qu'on est allé quelquefois jusqu'à trois saignées, malgré les signes généraux
d'une hémorrhagie interne.

Obs. III. — Guérison. 3 saignées du bras.

Obs. IV. — Guérison. 3 saignées.

Obs. V. — Guérison. 2 saignées.

Obs. XXVIII. Le premier jour, saignée de 500 gr.

Le deuxième jour, saignée de 600 gr., ensuite 20 sangsues sur la région
douloureuse. Le lendemain, 15 sangsues ; le surlendemain, 16 sangsues.

Obs. XXXIII. — Saignée.

Obs. LX. — Saignée de 350 gr.

D'autres fois, on s'est borné à appliquer des sangsues
sur le point douloureux, comme dans les observations 31
et 32.

Ou bien on a employé le calomel ou les opiacés (obs. 19,
20, 21).

Une indication importante du traitement de la contusion
du rein, consiste dans la prescription d'un repos absolu,
pendant au moins quelques semaines et même pendant
plusieurs mois. En effet, si un caillot s'est formé au niveau
de la déchirure du rein, il peut être chassé par suite des
mouvements du malade, et une hémorrhagie mortelle peut
en résulter.

L'application de la glace sur le côté malade, se trouve indiquée d'abord pour éviter l'inflammation, ensuite pour diminuer l'hémorrhagie rénale; mais on peut se demander d'un autre côté, si ce réfrigérant n'amène pas la formation d'un caillot dans l'uretère.

Enfin, comme l'indique Johnson, pour empêcher l'hématurie de se reproduire ultérieurement, il faudra éviter les excès de tous genres et suivre rigoureusement les lois d'une bonne hygiène.

OBSERVATIONS [1].

Observation I.

Chute de cheval sur le côté droit, le coude étant appuyé sur le flanc; douleur subite à la région du rein droit, hématurie considérable ; prompte guérison (Thouvenel). L'*Expérience*, tome I, p. 509.

M. G..., médecin à Melun, âgé de 45 ans, d'un tempérament lymphatique, et d'une constitution forte et pléthorique, revenait de voir ses malades dans les environs. Son cheval marchait dans un sentier étroit, sur un talus incliné, ayant la rivière à gauche; ce talus ascendant à droite ; le sol était humide et glissant. Contre l'usage ordinaire, M. G..., tenait les rênes de la main droite, l'avant-bras fléchi sur le bras et le coude au niveau du flanc droit. Tout à coup le cheval manqua des quatre pieds et entraîna son cavalier, qui tomba sur le côté droit. Le coude porta sur une petite saillie du terrain et fut profondément enfoncé dans le côté entre la dernière fausse côte et l'os iliaque. M. G..., se releva avec peine ; il éprouvait une violente douleur dans le flanc droit; cependant il eut encore la force de gagner sa maison distante d'environ quatre cents pas.

En arrivant il fut pris d'envie d'uriner, et rendit avec de vives douleurs une quantité de sang équivalente à deux livres environ ; ce sang était mêlé d'une très-faible proportion d'urine, car en le faisant bouillir on obtint un

(1) Les quinze premières observations sont extraites de l'ouvrage de M. A. Rayer (t. I). — La deuxième observation est citée en latin dans le tome III.

caillot très-volumineux. Un médecin appelé sur ces entref aites, conseia l'application de trente sangsues sur le point contus qui présentait une ecchymose. .

Un quart d'heure après la première miction, M. G..., rendit de nouveau par l'urèthre une livre de sang, et dans l'espace de deux heures, à une demi-heure d'intervalle, il s'en écoula six livres. C'est à ce moment que je vis le malade pour la première fois. La face était pâle et décolorée, la faiblesse extrême, les pieds et les mains presque froids, le pouls petit, faible, sans être fréquent. Le flanc droit était le siége d'une vive douleur qui augmentait par la pression; le décubitus était dorsal, et le malade ne pouvait se tenir sur le côté gauche. Après avoir interrogé le malade sur toutes les circonstances, je diagnostiquai une déchirure du rein avec hémorrhagie. En conséquence, on appliqua de la glace sur la partie contuse ; le malade rendit encore deux fois de l'urine mêlée de sang, mais celui-ci dans une proportion bien moindre. La quantité du sang alla sans cesse en diminuant, et le lendemain les urines étaient revenues à l'état normal. On a continué pendant deux jours l'application de la glace, à laquelle on fit succéder l'eau froide. Le quatrième jour, le malade se plaignit d'une douleur assez vive au côté contus, douleur qui rendait tout à fait impossible le décubitus sur le côté gauche et qui disparut en grande partie après l'application de 15 sangsues *loco dolenti*. Trois semaines après l'accident, M. G..., reprit ses occupations habituelles sans que sa convalescence ait présenté d'accident remarquable.

OBSERVATION II.

Anévrysme faux considérable, à la suite d'une chute sur le côté droit de l'abdomen (par rupture de l'artère rénale après son entrée dans le rein).
Traduction d'une observation de Rouppe.
(Rouppe : Nova acta physico-medica. Tome IV, p. 67, 1770.)

Au port de Cadix, en Andalousie, le 28 octobre 1759, un jeune rameur très-robuste, nommé Pierre Veldhuisen, tomba à la renverse sur le bord de sa barque, au moment où, quittant le rivage, il essayait d'y pénétrer. L'effort et la violence du coup portèrent entièrement sur la région lombaire du côté droit, qui devint le siége d'une douleur très-vive, si bien qu'il fut impossible à notre homme de se servir de la rame, quoiqu'il ne fût pas tombé de très-haut. Une heure entière s'était écoulée depuis le moment de la chute; on le transporta à bord du vaisseau *la Princesse Caroline*, où le chirurgien l'examina et m'apprit qu'un peu au-dessus du bord supérieur de l'os iliaque, à côté des vertèbres lombaires et à droite, il avait trouvé une tache livide, grande comme la paume de la main. Je dis au chirurgien, de saigner le blessé au bras, de lui appliquer au lieu de la contusion et d'assujettir avec une bande, un cataplasme trempé dans l'eau qui sert à panser les blessures et plaies par arquebuses, et ensuite de le placer dans son lit de navire. Quelques heures après, j'allai voir le blessé : il se plaignait de douleurs atroces aux lombes, je l'examinai, mais ne trouvai que ce que je viens de dire. Alors le chirurgien s'approcha, me montrant l'urine que le malade n'avait pas tardé à rendre après s'être couché. Elle ressemblait à une dilution de chair et laissait voir au fond du vase quelques filaments de sang presque noirs, mais encore imparfaitement coagulés. Le pouls et la chaleur de la peau étaient peu augmentés. Je prescrivis une nouvelle saignée, de la tisane d'orge et de racine de réglisse avec un peu de nitre pour boisson, et je recommandai au malade de se tenir calme autant que possible.

Le lendemain, j'allai le voir au matin : il me raconta qu'il avait peu dormi, néanmoins, les douleurs avaient beaucoup diminué, et quand il reposait tranquille, il éprouvait seulement la sensation d'une douleur légère, pulsatile et paraissant avoir des relations avec l'intestin. Le pouls était d'ailleurs normal, mais dépressible, mou : il urina deux fois, et l'urine n'était plus colorée par le sang comme la première fois. J'ordonnai qu'on lui ouvrît la veine médiane, je prescrivis une diète légère, je conseillai au malade de garder par la suite soigneusement le repos ; et le résultat fut que peu de jours après il se leva, n'offrant aucun symptôme; mais il négligea et méprisa l'avis si instamment donné de rester tranquille. Le 5 novembre, c'est-à-dire neuf jours après la chute, comme il se mettait au lit, il fut pris d'une vive douleur aux lombes. Il était à peu près huit heures du soir ; on m'appela au milieu de la nuit ; je vins et je trouvai le malade très-accablé, se plaignant de douleurs atroces ressenties à l'abdomen et aux lombes ; la face était pâle, le pouls petit, les membres froids. Il ouvrit un très-grand nombre de fois la bouche, demanda vivement à boire et dit qu'il allait mourir. J'examinai l'abdomen, il était considérablement tuméfié, dur à droite et mou à gauche ; on pouvait presser sur tout le ventre sans que le malade se plaignît. Bientôt se montrèrent le délire, les tremblements de membres, les convulsions ; son corps était baigné d'une sueur froide, la respiration se faisait par soupirs profonds, le malade se plaignait de tintement d'oreilles, d'obscurcissement de la vue. Enfin vers six heures du matin, le pouls et la parole s'éteignant, il leva encore quelquefois les membres et rendit l'âme.

Le soir du même jour, j'ouvris l'abdomen et j'y trouvai une énorme tumeur dure et noire, repoussant l'intestin à gauche, plus grande que la tête d'un homme adulte; elle occupait presque toute la partie droite de l'abdomen ; elle était formée par le sang épanché sous le péritoine. Je fis sur cette tumeur une incision longitudinale, et j'en retirai avec les mains une grande quantité de sang coagulé; en même temps une quantité notable de liquide rutilant s'en échappa, mêlé à de petits grumeaux de sang. Les caillots enlevés, autant que je le pouvais sans rien léser, je rencontrai une autre tumeur plus petite de beaucoup que la première, au milieu de laquelle elle était renfermée à la façon d'un noyau, ayant une membrane propre et assez résistante. J'ouvris aussi cette tumeur et j'en retirai quelques caillots sanguins, plus consistants que les précédents et d'une couleur plus foncée et noirâtre. Les caillots étaient contenus dans un même sac, avec cette particularité que plusieurs membranes le partageaient en plusieurs loges. Enfin la dernière membrane, ouverte, apparut le rein environné d'un sang très-noir et très-épais. Je plaçai ensuite le cadavre sur le côté gauche, j'enlevai le sang autant que je pus, et je détachai plus haut le péritoine déjà séparé des vertèbres lombaires, jusqu'au moment où se montrèrent de plus gros vaisseaux. Cela fait, au moyen d'un tube coudé à sa partie moyenne, je soufflai dans l'artère rénale ou émulgente qui, par suite, était gonflée jusqu'au rein ; en soufflant un peu fort je vis au point où l'artère pénètre dans le rein, apparaître quelques bulles d'air sortant manifestement du rein lui-même. Enfin, j'enlevai le rein lui-même avec ses dépendances, je le lavai, et je distendis par une nouvelle insufflation l'artère rénale ; je vis alors qu'elle était lésée aussitôt après sa pénétration dans le rein. Le sang, suivant le trajet des vaisseaux, pénétra dans le rein, se montra bientôt à sa face externe, de sorte que je pensai à une blessure du rein ; mais, après avoir lavé à l'eau, la blessure ne se montra pas, en sorte que je puis dire que j'ai trouvé la membrane externe de la capsule du rein tout à fait séparée de la membrane interne. Je n'ose affirmer avoir constaté une blessure pénétrant dans la substance même du rein.

Ce mal paraît au-dessus des ressources de l'art ; cependant, des saignées plus nombreuses et plus abondantes au début, et un repos des plus absolus pouvaient faire espérer une meilleure terminaison. C'est ce que l'autopsie m'a enseigné.

OBSERVATION III.

Chute de cheval, produisant une violente commotion, avec sentiment de déchirure dans les reins ; hématurie ; trois saignées ; guérison le quatorzième jour. (J J. D. Florence. Diss. sur l'hématurie, in-4°, 1821, p. 10. (Observation de M. J. Cloquet.)

M. B..., âgé de 42 ans, d'une vigoureuse complexion, fut emporté par un cheval fougueux, et jeté à la renverse sur le sol. La chute occasionna un ébranlement général de tout le blessé, et produisit surtout une violente commotion, accompagnée d'un sentiment de déchirure dans la région lombaire. Le malade, secouru et porté chez lui, ne tarda pas à s'apercevoir qu'il rendait avec les urines une grande quantité de sang pur et vermeil, non coagulé, dont l'émission se faisait facilement et sans douleur. On pres-

crivit le repos le plus absolu, la diète, les boissons délayantes, des lavements émolliens; on pratiqua successivement trois saignées du bras. Les
douleurs lombaires se calmèrent peu à peu. Cependant le sang sort avec
les urines jusqu'au quatorzième jour, époque à laquelle le malade entra en
convalescence. Depuis ce temps, M. B..., n'a éprouvé aucune incommodité
de cette chute grave et s'est constamment bien porté.

OBSERVATION IV.

Coup de bâton sur la région du rein droit, hématurie; guérison. (Observation de M. Dubreuil, communiquée par M. Dezeimeris).

Dominique Viennet l'Piérot, maçon, âgé de 37 ans, d'une forte constitution, étant ivre, reçut dans une rixe, le 10 janvier au soir, un violent coup
de bâton sur les fausses côtes du côté droit. Il était encore dans un état
d'ivresse, lorsqu'on l'apporta à l'Hôtel-Dieu; il vomit, à son arrivée, une
quantité considérable de vin et d'aliments non digérés. L'espace compris
entre les dernières fausses côtes et l'os des îles était extrêmement douloureux, ainsi que les parties voisines. Le toucher rendait cette douleur insupportable; néanmoins, la peau ne présentait aucune altération; mais il y
avait à craindre quelque lésion des organes situés profondément. Dès que
l'ivresse fut dissipée, on pratiqua une saignée copieuse. Le lendemain, la
douleur n'avait pas diminué; le pouls était fort et fréquent, la peau sèche,
le mal de tête violent, les urines étaient formées par du sang presque pur :
ce qui ne laissait pas de doute sur l'organe lésé. On pensa avec raison que
le rein droit avait éprouvé une forte contusion et donné lieu à cette hématurie par la déchirure de quelques vaisseaux (nouvelle saignée, petit lait,
décoction de racine de guimauve édulcorée, lavements). On s'abstint des
diurétiques comme pouvant être contraires en excitant l'action de l'organe
malade. Le 12, les urines sont encore chargées de sang, quoique moins que
la veille et présentent un aspect noirâtre, moins parce que le sang qu'elles
contiennent peut être veineux, que par l'altération que leur mélange fait
ordinairement subir au sang le plus vermeil. C'était surtout à prévenir
l'inflammation et ses suites qu'on devait s'attacher : aussi, une troisième
saignée fut ordonnée; continuation de la diète et des adoucissants. Les
jours suivants, les urines cessèrent peu à peu d'être sanguinolentes,
mais restèrent encore quelques jours jaunâtres sans doute par les débris de
matière fibrineuse qu'elles entraînaient. La région du rein n'était plus douloureuse. Le 18, le malade était parfaitement bien et voulait sortir ; mais
Dupuytren, craignant que le genre de vie actif et l'intempérance du malade,
substitués au repos et aux adoucissants, ne donnassent lieu à une inflammation du rein, le fit rester jusqu'à l'époque à laquelle il sortit parfaitement rétabli.

OBSERVATION V.

Coup de pied de cheval à la région lombaire; plusieurs saignées; urine sanguinolente; guérison complète le vingt-cinquième jour. (Aran. Essai sur l'hématurie, p. 9, in-4°. Paris 1814.)

Un chasseur, pendant le pansement, reçut un coup de pied de cheval précisément sur la région lombaire; il s'évanouit quelque temps après avoir été frappé, et ne reprit connaissance que lorsqu'il fut porté dans sa chambre. Je fus appelé à l'instant même et je l'examinai avec la plus grande attention. Je vis une large ecchymose à l'endroit où le coup avait été porté; en palpant les alentours, je le trouvai presque sans douleur manifeste; la respiration était gênée; le pouls petit, dur, fréquent; je le saignai sur le champ; je fis appliquer sur l'abdomen des fomentations émollientes; pour boisson, je prescrivis l'eau d'orge, légèrement nitrée, quelques tasses de bouillon pour toute nourriture. Quatre heures après, je retournai le voir; les accidents avaient singulièrement augmenté; l'abdomen était ballonné, tendu et très-douloureux; la respiration très-pénible; la fièvre commençait à se manifester, l'altération se faisait sentir; le malade n'avait point uriné; je le saignai une seconde fois, et lui tirai une plus grande quantité de sang qu'à la première.

Trois heures après, je recommençai; on lui donna un clystère, et les autres moyens furent continués; les accidents persistèrent pendant toute la nuit; il fut horriblement tourmenté par l'envie d'uriner, sans pouvoir la satisfaire. En examinant l'abdomen, on voyait la vessie y faire une saillie considérable.

J'introduisis une sonde, et j'évacuai une assez grande quantité d'urine, d'abord de couleur naturelle, mais qui devint, peu après, sanguinolente. Il éprouva dès cet instant un mieux marqué; les accidents diminuèrent rapidement: mais un quart d'heure après l'introduction de la sonde, il s'aperçut d'un écoulement de sang qui dura pendant une heure entière, et qui procura un grand soulagement; la fièvre, la douleur, la tumeur de l'abdomen cessèrent entièrement; la respiration devint facile; deux heures après, l'urine sortit naturellement. L'hématurie persista pendant trois jours consécutifs et à des intervalles plus ou moins éloignés. Au sixième jour, il ne lui restait qu'une légère douleur à la région lombaire; il n'en éprouva d'autres inconvénients que la terreur dont il fut frappé en voyant couler son sang, sans cause à lui connue, ce qui, dans cette classe d'hommes, ne laisse pas quelquefois que d'avoir des suites fâcheuses; car il est démontré que la frayeur, en pareille circonstance, peut donner lieu à des suites bien graves. Le quinzième jour, il put se promener, et le vingt-cinquième, il reprit son service.

OBSERVATION VI.

(Rayer. Traité des maladies des reins, tome I, p. 280.)

Contusion du rein gauche ; plusieurs hématuries; apparition d'une tumeur dans la région rénale ; pleurésie ; mort ; distension considérable du rein par du sang coagulé ; épanchement pleurétique. (Communiqué par M. Danyau fils.)

Un jeune ouvrier, âgé de 15 ans, fut apporté à l'Hôtel-Dieu dans les premiers jours du mois d'octobre 1835 ; il s'était fortement contus la région du rein gauche contre un comptoir. A la suite de cette contusion (il s'était antérieurement bien porté), il avait rendu du sang avec ses urines.

Quelque temps après, l'écoulement du sang ayant cessé et ses urines étant redevenues claires, il avait tout à coup pissé trois ou quatre palettes de sang pur et vermeil, et qui s'était coagulé dans le vase sans séparation d'une seule goutte de sérosité. Des symptômes de péritonite, antérieurs à ce subit écoulement de sang, s'étaient réveillés après cette seconde hémorrhagie ; combattus la première fois avec succès par de fortes applications de sangsues, ils cédèrent plus difficilement à la seconde, et persistaient lorsque M. Roux vit le malade pour la première fois, le 19 novembre (à son retour de Belgique, où je l'avais accompagné).

A cette époque, le ventre était fort douloureux à la pression, à l'hypogastre et dans le flanc gauche, où se sentait une tumeur rénitente, allongée dans la direction de l'uretère, mais trop superficielle pour qu'on persistât longtemps dans l'idée qu'on avait eue d'abord qu'elle dépendait d'une tuméfaction de ce canal. A cette époque aussi, la vessie contenait des caillots de sang, qui, se dissolvant peu à peu dans l'urine, la teignaient en rouge. Il y avait rétention d'urine, et le cathétérisme était très-douloureux.

L'état général était très-alarmant : pâleur, affaiblissement considérable, pouls petit, fréquent. Injections d'eau tiède dans la vessie, pompements répétés, bains entiers, amélioration progressive, retour apparent vers la santé. Mais quelques jours s'étaient à peine écoulés, qu'une troisième hémorrhagie eut lieu presque aussi abondante, avec les mêmes caractères que la seconde.

Après le sang pur, il y eut pendant quelque temps des urines sanguinolentes, et, sans devenir plus douloureuse, la tumeur du flanc gauche devint plus saillante et plus large; l'abattement et la faiblesse allèrent en augmentant. Cependant, les urines cessèrent de contenir du sang, et coulèrent même pendant les dix ou douze derniers jours tout à fait claires, sans que pour cela l'état général s'améliorât; ce qui s'expliquait bien, d'ailleurs, par le développement d'une pleurésie avec épanchement dans le côté gauche de la poitrine, qui fit périr le jeune malade, qui succomba le 26 novembre.

A l'autopsie du cadavre, on trouva un épanchement trouble et floconneux dans la plèvre gauche. Dans le flanc gauche existait une tumeur étendue de la partie interne du rebord des fausses côtes au rebord du détroit supérieur du bassin, tumeur circonscrite en haut et en dehors par le côlon transverse, le descendant et l'iliaque. Tumeur profondément adhérente dans le flanc, ainsi qu'à l'intestin qui l'entoure, mais libre par sa face extérieure, que recouvrent quelques anses d'intestin grêle. Cette tumeur, un peu molle au toucher, offre une enveloppe assez épaisse, jaunâtre, recouverte par une couche péritonéale. A son intérieur, on ne trouve qu'un amas de sang noirâtre, coagulé et ayant déjà subi un commencement de décomposition; on ne trouve plus aucune trace de la substance mamelonnée, ni de la substance corticale du rein.

Elles ont l'une et l'autre disparu, effet qui semble être le résultat de la pression excentrique causée par l'épanchement du sang dans les calices, le bassinet et le commencement de l'uretère. Ce n'est plus qu'une poche contenant du sang, et dont les parois sont formées par la tunique fibreuse du rein, sur laquelle sont venues s'appliquer les couches condensées du tissu cellulaire voisin. En examinant l'intérieur de la poche avec attention, on a cru découvrir l'orifice d'une artère rénale bouchée par un caillot. L'uretère est sain inférieurement; le rein et l'uretère du côté droit sont sains; la vessie est saine, médiocrement distendue par de l'urine claire.

OBSERVATION VII.

(Rayer. Traité des maladies des reins, tome I, p. 280.)

Chute d'environ 6 pieds de hauteur; douleur vive à la région du rein droit; hématurie; collapsus, cessation de l'hématurie; mort 36 heures après l'accident; épanchement considérable de sang dans le tissu cellulaire autour du rein droit et jusque dans le flanc gauche; rein droit déchiré en deux parties.

(Observation communiquée par le Dr Donnellan).

William Kemp, jeune Anglais, âgé de 7 ans, bien constitué et fort pour son âge, ayant toujours joui d'une parfaite santé, en jouant, le 20 septembre 1836, avec ses camarades, dans le jardin des Tuileries, tomba d'une échelle, de la hauteur de six pieds environ, sur le sol uni du jardin, poussa à l'instant un cri aigu et perdit connaissance; mais il ne tarda pas à revenir à lui. Il fut relevé par les personnes présentes, qui le portèrent chez son père, demeurant dans une rue voisine, à trois ou quatre cents pas environ du lieu où l'accident était arrivé.

L'enfant se plaignit beaucoup pendant le chemin de la douleur que lui causaient les bras des personnes qui le portaient, et, arrivé au bas de l'escalier de la maison qu'il habitait, il ne voulut plus être porté, et monta à pied au troisième, appuyé sur le bras de son père. Arrivé chez lui, on le coucha et il éprouva alors quelques envies de vomir, et il eut un petit vomissement de matières glaireuses.

Dans l'éloignement où les parents se trouvaient de leur médecin, le Dᵉ Scratchley qui demeurait au haut des Champs-Elysées, ils me firent appeler auprès de leur enfant; je le trouvai présentant toutes les apparences de la santé. Il avait seulement à la tempe droite une petite écorchure superficielle, sans tuméfaction ni ecchymose. Le récit que je venais d'entendre appela plus spécialement mon attention vers l'examen des organes encéphaliques; mais je n'y trouvai rien qui pût justifier mes soupçons. Toutes les fonctions de la vie de relation étaient dans leur entière intégrité.

La seule souffrance qu'accusait le petit malade était une douleur vive dans le flanc droit. Il n'y avait cependant de traces de contusion, ni sur cette partie ni sur aucune autre partie du corps. La pression la plus légère, exercée sur cette région, augmentait considérablement la douleur; la main y sentait une légère saillie, et la percussion y faisait entendre un bruit tel qu'on l'entend dans l'état de santé, plutôt tympanique qu'autrement. Un examen assez scrupuleux du foie et de la rate ne fournit que des résultats purement négatifs ; enfin, le pouls était celui de la santé. Dans cet état de choses, j'avoue que je ne pus me rendre raison des souffrances vives du petit malade, et le pronostic était bien loin de me paraître aussi fâcheux qu'il ne tarda pas à le devenir. J'ordonnai l'application de 12 sangsues *loco dolenti*, des cataplasmes émolliens sur le ventre, et le repos au lit.

Le Dʳ Scratchley arriva une à deux heures après, et trouva l'enfant dans une pâleur et un collapsus qui lui inspirèrent des inquiétudes. Il ne savait s'il devait attribuer cet état à la perte de sang causée par les sangsues.

Désirant apprendre de moi l'état dans lequel j'avais trouvé l'enfant, il me fit demander, et il voulut bien m'associer aux soins assidus qu'il lui prodigua dans la suite.

A notre réunion, je fus bien étonné de trouver l'enfant que j'avais vu, peu auparavant, avec les joues et les lèvres colorées, pâle et exsangue, avec un pouls faible et précipité. Cet état ne pouvait certes pas s'expliquer par la perte de sang qu'occasionnent 12 sangsues, chez un enfant fort. Nous n'hésitâmes pas à le rapporter à sa vraie cause, à une hémorrhagie interne ; mais quel était le vaisseau ou l'organe lésé? On sait combien sont fréquentes les déchirures du parenchyme du foie dans des cas de chute d'un lieu élevé. La rate aussi a été souvent déchirée dans des accidents semblables, mais il y a moins d'exemples de la rupture du rein. Cependant, l'enfant venait de pisser du sang, et cette hématurie, jointe au siége de la douleur, ne pouvait laisser de doutes que ce ne fût le rein droit qui fût le siége de la lésion.

Comment le collapsus n'avait-il pas eu lieu immédiatement après l'accident ? La nécropsie en rendra bientôt raison.

Malgré l'état d'épuisement de l'enfant, nous lui ouvrîmes la veine ; mais ne pouvant tirer que quelques cuillerées de sang, nous lui fîmes remettre 12 sangsues avec ordre de les faire saigner autant que possible.

Le 21, de grand matin, l'enfant eut quelques heures de sommeil paisible. Pendant la nuit, il se dit mieux ; mais la pâleur était extrême, les lèvres et les conjonctives étaient complètement décolorées, et les battements de pouls presque insensibles. La douleur du flanc était cependant diminuée ; mais le palper la réveillait d'une manière très-vive. Une tuméfaction diffuse, très-légère, paraissait s'y dessiner, et la percussion donnait un son un peu plus clair que la veille ; l'hématurie avait complètement cessé. Elle n'avait eu lieu qu'une fois, et depuis, les urines avaient été parfaitement claires et limpides. Cette circonstance, qui trouvera sa facile explication dans la destruction presque entière du rein et, par suite, dans l'anéantissement de ses fonctions, avait un peu ébranlé notre diagnostic, tandis qu'elle n'aurait dû que le confirmer et même nous éclairer sur l'étendue de l'altération qui avait frappé cet enfant.

Nous tâchâmes de nouveau, mais aussi infructueusement que la veille, de tirer du sang d'une veine, et, à défaut de ce moyen, nous eûmes recours aux sangsues, et nous ordonnâmes d'en appliquer deux ou trois, toutes les heures, et de les faire saigner autant que les forces de l'enfant le permettaient ; notre intention étant de le tenir dans un état proche d'une syncope continuelle, autant pour prévenir la péritonite ou toute autre inflammation, que dans l'espoir très-éloigné, il est vrai, que la nature trouverait dans ses ressources, si souvent impénétrables un moyen de salut pour l'enfant, une fois que l'hémorrhagie intérieure aurait cessé.

Vers le soir, le petit malade s'affaiblit tellement qu'on fut obligé de cesser l'application des sangsues. Nous ordonnâmes d'y revenir du moment que les forces paraitraient renaître ; nous ordonnâmes également quelques cuillerées de bouillon de poulet froid ou d'une solution aqueuse d'arrow-root. Il est inutile de dire que nous avions perdu tout espoir de sauver cet enfant.

Pendant la nuit son état empira d'une manière marquée ; il se manifesta un délire sourd ; il commença à ne plus connaître les personnes qui l'entouraient ; il salit son lit. Le pouls devint imperceptible, convulsif, et il expira à 3 heures du matin, 36 heures environ après l'accident.

La *nécropsie* de la cavité abdominale seule nous fut permise. Le péritoine parfaitement sain ne contenait ni sérosité, ni aucun autre liquide ; il n'offrait pas de traces d'injection ou d'inflammation. En refoulant les intestins qui occupaient le flanc et la fosse iliaque du côté droit, nous découvrîmes une large plaque noire qui s'étendait au devant du rein et se dessinait en relief, à travers le péritoine, qui au reste était parfaitement intact. Après avoir détaché et incisé le péritoine, nous trouvâmes un large caillot de sang qui enveloppait tout le rein droit et s'était frayé un passage au dessous de cette membrane et allait s'épancher dans le flanc gauche. Après avoir détaché ce caillot du rein droit, nous trouvâmes cet organe déchiré tranversalement et assez exactement en deux parties égales, qui ne tenaient plus ensemble que par les vaisseaux rénaux dont les ramifications se distribuaient assez également dans chaque partie du rein.

Les surfaces déchirées, noirâtres, déchiquetées et irrégulières, présentaient assez bien l'apparence d'une rate qu'on aurait déchirée à la main. Une désorganisation si étendue explique, comme nous l'avons déjà dit, la disparition subite du sang dans les urines qui n'étaient plus sécrétées que par le rein gauche, resté sain et intact.

C'est sans doute au siége extra-péritonéal de l'hémorrhagie qu'est due la non-apparition immédiate du collapsus qui ne s'est manifesté que quelques temps après l'accident; l'hémorrhagie a dû d'abord être retenue par le péritoine et le tissu cellulaire voisin dans une limite qui n'a pas entraîné immédiatement de suites graves.

Le foie, la rate, en un mot tous les autres viscères abdominaux étaient parfaitement sains.

Observation VIII.

Chute, vomissements; quelques heures après, la malade paraît bien, mange et marche dans sa chambre ; douleurs de ventre, vomissements, grande pâleur et faiblesse, perte momentanée de connaissance. Mort dans la soirée. Déchirure du rein droit. Sang extravasé dans le tissu cellulaire extra-péritonéal.

(Hachmann. Mitheilungen aus dem Gebiete der gesammten Heilkunde Herausgegeben von einer medicinisch-hirurgischen Gesellschaft in Hambourg, erster band, in-8°, 1830, 3.359 und 271.)

J. S., âgée de 13 ans, non encore réglée, à visage pâle et à chairs molles ayant fait dans sa quatrième année une chute sur la tête, souffrait habituellement de maux de tête et de vertiges, mais n'avait jamais été malade; son développement était celui de son âge. Depuis plusieurs jours, elle se plaignait de mal de tête, de vertiges, de douleurs et de brisement dans les membres, d'une grande lassitude. Elle chancela et tomba de la hauteur de huit marches (le 14 avril 1829, à neuf heures du matin), en descendant un escalier raide. Selon le dire de sa mère, qui était au haut de l'escalier, elle tomba du côté droit sur le bord de la marche, ou bien (car on n'a pu le savoir au juste) sur l'appui d'une fenêtre qui se trouvait au bas de l'escalier. La tête n'eut aucune blessure, et la jeune fille avait toute sa connaissance immédiatement après sa chute, mais elle se plaignit aussitôt d'une forte oppression et de douleurs dans le bas-ventre. On fut obligé de la porter dans sa chambre, et, pendant ce trajet, elle vomit à plusieurs reprises, et violemment. Elle fut mise au lit, et put se relever à midi, et se rendre à table sans aucun aide; elle mangea de la soupe à la bière avec une apparence d'appétit et retourna ensuite, toujours sans aide, à son lit. Elle se plaignait encore cependant du ventre, recommença à vomir, et devint à vue d'œil de plus en plus pâle et de plus en plus faible.

Il y eut de courts intervalles de délire; jusqu'alors son intelligence n'avait pas éprouvé la moindre atteinte. A cinq heures après-midi, elle avait toute sa raison quoique sa figure commençât à s'altérer; ses yeux étaient saillants, fixes; le regard exprimait l'angoisse; les joues et les lèvres avaient la pâleur de la mort; les extrémités, froides, étaient couvertes d'une sueur visqueuse. On ne pouvait sentir le pouls de l'artère radiale du côté gauche, et, du côté droit le pouls était très-irrégulier et presque insensible. Elle ne se plaignait pas de la tête, seulement elle indiquait la région du foie comme douloureuse. La respiration était douloureuse, la parole faible; il n'y avait aucune blessure visible à la poitrine; l'abdomen souple, était légèrement distendu, douloureux à la pression, surtout du côté droit.

On ne put découvrir aucune trace de contusion au bas-ventre. Le malade vomit encore une fois et rejeta le reste de la soupe à la bière qu'elle avait prise. Dans les matières rejetées, on ne remarqua point de traces de sang, non plus que dans les matières rendues par les intestins et la vessie, et qui avaient leur apparence naturelle. Il n'y avait aucun doute sur l'existence d'une hémorrhagie interne, produite par la rupture d'un des viscères, probablement du foie, à en juger d'après la région qui avait porté dans la chute. Le pronostic était fort grave; on prescrivit le repos le plus absolu, la potion de Rivière avec l'esprit de nitre dulcifié de laudanum. La malade, après s'être plainte beaucoup d'un sentiment de gêne et de soif et après avoir vomi encore une fois, mourut le même soir, à huit heures. Après la mort, on trouva dans le lit à peu près une once de sang qui s'était écoulé des parties génitales.

Autopsie vingt heures après la mort. Le corps était d'un bon embonpoint; on remarquait un petit nombre de taches cadavériques, mais nulle trace de violences extérieures. Le ventre était très-distendu, la cavité de la poitrine était très-diminuée par le diaphragme fortement poussé en haut. Il y avait à peu près trois onces de sérosité dans la plèvre gauche; le poumon de ce côté était affaissé et revenu sur lui-même, mais sain. Il y avait à peu près la même quantité de sérosité dans la plèvre droite, et le poumon était uni à la plèvre costale par d'anciennes adhérences. Le péricarde contenait fort peu d'eau; le cœur mou, ne contenait dans ses cavités que très-peu de sang; du reste, il était sain.

A l'ouverture de l'abdomen, on aperçut d'abord les intestins grêles qui étaient très-fortement distendus par des gaz, mais parfaitement sains. En les écartant, on vit au côté droit du ventre un gros caillot de sang noir qui

avait environ la dimension de la tête d'un nouveau-né. Il était situé derrière
le péritoine et, en partie, entre les lames du mésocôlon ascendant, de sorte
que ces lames et la partie postérieure du côlon ascendant paraissaient complètement infiltrées de sang. Il n'y avait pas de sang extravasé dans la
cavité péritonéale elle-même, mais plusieurs onces de sérosité sanguinolente remplissaient l'excavation du bassin. On retira alors l'estomac et l'intestin qui étaient sains, et on examina avec beaucoup de soin le caillot sanguin ; ce dernier entourait complètement le rein droit et pouvait peser de
20 à 25 onces. Après avoir ôté ce caillot avec précaution, on trouva le rein
droit déchiré. Cette déchirure était oblique, intéressait toute son épaisseur,
et s'étendait en biais du tiers supérieur du rein, par le bord concave, jusqu'au milieu de sa face postérieure. A côté de cette déchirure principale,
on en trouva plusieurs petites, surtout à la face postérieure de l'organe,
dont les deux moitiés ne tenaient ensemble qu'au moyen du bassinet; les
calices même étaient déchirés. Il y avait du sang coagulé dans la scissure du rein et dans les déchirures; les uretères étaient bien conformés;
la vessie était remplie de sang liquide.

Le rein gauche était dans l'état normal; le foie et la rate étaient très-
pâles et exsangues. A la surface du corps, dans le point correspondant au
rein droit et même dans les muscles du dos de la même région, il n'y avait
pas la moindre trace d'extravasation sanguine.

OBSERVATION IX.

Contusion à la région lombaire ; épanchement du sang dans le ventre ; rein
    gauche partagé en deux parties ; mort au bout de quelques heures.
(Surgical essays, by B. Cooper. London 1835.—L'Expérience, tome I, p. 509

Un enfant de 8 ans fut heurté avec force dans la région lombaire par une
roue de charrette. Tous les symptômes d'une violente hémorrhagie à l'intérieur se manifestèrent avec rapidité, et la mort arriva au bout de quelques
heures. A l'autopsie on trouva la cavité abdominale pleine de sang en partie
liquide, et en partie coagulé. Cette hémorrhagie provenait du rein gauche
complètement partagé en deux parties au-dessus des vaisseaux.

OBSERVATION X.

Contusion à la région lombaire ; déchirure du rein droit en deux parties ;
    hémorrhagie dans le tissu cellulaire extra-rénal ; mort le dixième jour.
(London med. Gaz., vol. VII, p. 828.)

Un journalier, âgé de 30 ans environ, reçu dans le London-Hospital, présentait les signes d'une légère contusion à la région lombaire. Une partie
d'un mur près duquel il travaillait était tombée sur lui. Il fut mis au lit, fut

purgé, et paraissait dans un état satisfaisant, ne se plaignant que de faiblesse dans le dos, quand, le dixième jour après l'accident, au matin, il fut pris subitement d'une douleur aiguë dans les reins. Le ventre se gonfla; il survint une grande faiblesse, une sorte de prostration, et le malade mourut à trois heures de l'après-midi, le même jour. A l'ouverture du corps, on vit une tumeur volumineuse placée derrière le péritoine et qui repoussait les organes abdominaux d'arrière en avant. A la coupe, cette tumeur parut formée d'une masse énorme de sang coagulé, au centre de laquelle se trouvait le rein droit divisé transversalement en deux parties. Les vaisseaux du rein étaient sains, à l'exception de la veine rénale, dont la membrane interne offrait un peu d'injection. Le rein gauche était mou comme les deux moitiés du rein déchiré. Ces deux organes ne présentaient pas d'autres altérations.

OBSERVATION XI.
(Traité des maladies des reins. Rayer, tome I, p. 290.)

Chute d'un troisième étage ; déchirures superficielles des reins et du foie ; fractures des côtes et de la jambe, etc. ; amputation ; mort le quatrième jour.

Un maçon, âgé de 22 ans, ayant fait une chute de la hauteur d'un troisième étage, est transporté à l'hôpital de la Charité. On constate une fracture comminutive des deux os de la jambe avec broiement des muscles de sa partie antérieure et plusieurs fractures de côtes. En outre, dysurie et anxiété extrême. Le lendemain, le pied de la jambe brisée commence à se gangréner ; amputation. Persistance des accidents généraux ; pouls petit, très-accéléré ; face profondément altérée ; dyspnée, anxiété, délire ; mort, deux jours après l'amputation. A l'autopsie du cadavre, on constate la fracture de cinq côtes sans déchirure du poumon correspondant. Plèvre couverte de fausses membranes. Epanchement de sang dans toutes les cavités de l'abdomen. Le foie, sur sa surface convexe, présente des stries de sang coagulé ; sous ces épanchements de sang, on remarque des déchirures qui pénètrent à près de trois lignes dans la substance de l'organe. La circonférence du moignon est déjà envahie par une vaste suppuration.

Le rein gauche n'offrait point d'altération particulière, mais on remarquait, sur les deux faces du rein droit et surtout sur la face postérieure, des lignes d'un rouge brunâtre, d'un pouce à un pouce et demi de longueur, au-dessous desquelles la substance du rein était évidemment divisée. C'étaient de véritables déchirures qui s'étendaient à une ou deux lignes de profondeur dans la substance corticale.

La commotion, qui avait produit ces déchirures à l'extérieur du rein, avait aussi donné lieu à deux ou trois points d'inflammation vers son extrémité supérieure où l'on voyait de petits dépôts d'une matière d'un blanc jaunâtre, fibrineuse, cernés par une ligne rouge.

La vessie était très-distendue par de l'urine.

OBSERVATION XII (1).

Mort subite d'un enfant de 7 ans, produite par un traîneau qui avait pass
  sur son corps; diverses lésions; déchirure du rein.

MM. Mezger et R..., appelés à constater la mort d'un enfant, reconnurent : 1° une mobilité extraordinaire de la|tête et un intervalle insolite entre la première et la seconde vertèbres du cou, produits par une luxation ; 2° à l'ouverture de l'abdomen, ils observèrent un épanchement considérable de sang dans toute l'étendue de la cavité péritonéale.

En cherchant l'origine de cet épanchement avec beaucoup de soin, on vit que le rein droit avait été déchiré à sa partie moyenne et à sa partie infé rieure. L'épanchement du sang provenait de la déchirure des vaisseaux.

Quand on eut reconnu cette seconde cause d'une mort prompte et inévitable, on pensa qu'il était inutile d'ouvrir la poitrine et la tête.

Il n'y avait pas d'autres signes de violences extérieures que deux petites taches bleuâtres à la tempe droite et une ecchymose au côté droit du dos et à la fesse droite.

OBSERVATION XIII.

Chute à califourchon sur une barre de fer ; hématurie suivie de coliques
  néphrétiques (Bazile).—Mém. acad. royale de chirurgie, tome IV, p. 626).

J'ai vu un homme, jouissant auparavant d'une très-bonne santé, uriner le sang presque pur plusieurs jours de suite, et cela pour être tombé à califourchon, d'environ deux pieds de haut, sur une barre de fer. Il a été sujet depuis cet instant à des coliques néphrétiques et à une fréquence d'urine avec sortie habituelle de petits graviers ; maladies qui lui étaient absolument inconnues avant sa chute. D'où venait le sang qu'il rendait? venait-il de la vessie ou des reins? Comment le contre-coup a-t-il pu produire l'hémorrhagie dans les voies urinaires, et donner lieu aux coliques néphrétiques habituelles qui tourmentent le malade? Ce sont des questions dont la solution serait aussi utile que satisfaisante ; je me garde bien de vouloir la donner. Il me paraît cependant, d'après une douleur assez marquée que le malade me dit avoir ressentie dans l'instant de sa chute, vers la région lombaire, d'après la douleur sourde qui existe dans cette région depuis ce temps-là, il me paraît, dis-je, qu'on peut regarder les reins comme un des organes urinaires qui éprouvèrent le plus vivement la commotion. Les divisions du plexus rénal, vivement ébranlées dans l'instant du choc, purent étrangler

(1) Aufsætze und Beobachtungen aus der gerichtlichen Artzneywissenschaft. Fünfte Sammlung. Berlin, 1787. Seite 62.

le système vasculaire au point de produire hémorrhagie dans l'intérieur de l'organe, ou peut-être les distributions nerveuses laissèrent-elles les couloirs sécréteurs dans une telle atonie, que le sang put, dans ces derniers temps de trouble, passer pêle-mêle avec la sérosité qui devait se séparer dans le rein ? et enfin, un pareil désordre dans l'organisation intérieure de ce viscère, ne serait-il pas propre à favoriser la formation des graviers que le malade rend habituellement depuis cette époque ? Elle date de plus de huit mois, pendant lesquels il a pris habituellement beaucoup de tisane d'althæa et de graine de lin ; tisane qui a bien pu contribuer à entretenir sa disposition à la néphrétique. Le bon effet qu'il ressent des savonneux et des balsamiques astringents, dont il fait usage depuis quelques jours, sembleraient vérifier mes conjectures.

OBSERVATION XIV.

Coup de pied de cheval sur la région lombaire droite ; plusieurs saignées, urines rares ; vomissements ; hématurie, douleur rénale persistant longtemps après l'accident ; guérison apparente le vingt-cinquième jour. (Aran, Essai sur l'hématurie, p. 11, 4° Paris 1848.)

Un maréchal-des-logis, après avoir été renversé par un coup de pied, qu'il reçut sur la région lombaire du côté droit, resta pendant près de quatre heures sans connaissance ; je le visitai à l'instant même qu'il venait d'être transporté dans sa chambre. Le pouls était faible, la face décolorée, la respiration très-gênée, l'abdomen excessivement douloureux, principalement du côté où il avait reçu le coup. Je lui fis sur-le-champ appliquer des serviettes imbibées d'une décoction faite avec des plantes émollientes sur toute l'étendue de l'abdomen ; on lui administra quelques tasses d'une boisson chaude, légèrement acidulée ; environ une heure après, le pouls se développa, la fièvre et la difficulté de respirer augmentèrent beaucoup, l'abdomen était ballonné, très-douloureux, le visage coloré, une ecchymose considérable occupait tout le côté qui avait reçu la percussion. Je lui fis une forte saignée ; on continua les fomentations, ou lui donna à boire de l'eau d'orge nitrée ; il prit quelques lavements ; il fut mis à la diète. Deux heures après, les accidents ne diminuant pas, nouvelle saignée ; il urina avec assez de facilité, mais en très-petite quantité. Comme rien de ce que j'avais fait jusqu'alors pour le soulager n'avais réussi, je le saignai encore une fois ; la douleur augmenta avec la tension de l'abdomen, principalement du côté droit ; l'urine coulait avec la plus grande peine ; il passa la nuit avec une ardeur considérable au col de la vessie ; il en rendit quelques gouttes sur le matin. Son état commençait à l'affecter beaucoup ; les nausées, les hoquets, suivis de vomissements d'un sang noir et épais, se manifestèrent ; on les aida par quelques tasses d'eau tiède légèrement miellée. Le sang qu'il rendit devint de plus en plus rouge et les accidents se calmèrent; l'excrétion d'une urine sanguinolente devint assez facile; l'hématurie se manifesta complètement. Cependant, comme le malade en éprouvait un grand soulagement, loin de s'en effrayer il en parut satisfait; au reste, elle ne fut pas de longue durée. On insista pour tout traitement sur les boissons acidulées et nitrées, les fomentations, la diète jusqu'au dixième jour. Le quinzième, il put sortir; au vingt-cinquième, quoiqu'il fût complèment rétabli, la douleur était encore assez forte pour l'empêcher de tousser et de monter à cheval. Ce ne fut même que très-longtemps après qu'il put reprendre son service.

OBSERVATION XV.

Chute sur une vergue de vaisssau; urines sanguinolentes; douleur vive dans la région du rein gauche, et persistant malgré plusieurs saignées; plus tard, urine ténue, aqueuse, puis enfin suppression d'urine; langue) noire et sèche; pus dans le rein gauche, ramolli. (Boullet. *De la néphrite.* Diss. inaug., p. 3, Paris, an XIII, in-4°.)

Dans le courant du mois de prairial, an IX, l'escadre française qui croisait devant l'île d'Elbe, débarqua à Livourne un certain nombre de malades, dont une partie fut évacuée sur l'hôpital militaire de Pise, du service duquel j'étais alors chargé en chef; parmi ceux-ci je distinguai le citoyen A... matelot, âgé de 30 ans, d'un tempérament bilieux, sanguin, dont les parents, au moins, selon les dernières nouvelles qu'il en avait reçues, jouissaient encore d'une bonne santé. Il y avait dix jours qu'en travaillant à un mât il s'était laisser tomber sur une vergue, d'une manière telle qu'il reçut une forte contusion sur la région des reins, surtout du côté gauche; dès lors, douleur violente dans cette partie, et qui l'obligea de se mettre au lit; bientôt après, excrétion d'urines sanguinolentes; fièvre très-vive qui ne tarda pas à s'accompagner d'une diminution notable dans la sécrétion des urines, qui cessèrent de contenir du sang; mais toujours douleur aiguë dans la partie correspondante au rein gauche. Je ne pus rien savoir du traitement qu'on lui avait fait subir; sinon qu'il avait été saigné quatre fois en deux jours... Lorsque je le vis, il était dans l'état suivant: peau sèche, chaleur assez vive, altération des traits de la face, yeux un peu abattus, bouche point amère, mais sèche, grande soif, respiration petite; le malade se plaignait d'une douleur constante et fixée dans le rein gauche, où il disait ressentir de grands élancements; il ne pouvait se coucher que sur le côté; il éprouvait de la stupeur à la cuisse; son pouls était fréquent, dur; il rendait un peu d'urine ténue, aqueuse; le ventre était resserré (décoction d'orge et de chiendent, émulsion camphrée, lavement émollient avec deux onces d'huile d'olives, très-large cataplasme sur la partie douloureuse, et renouvelé trois fois dans le jour).

Le lendemain, onzième jour de la maladie, peau très-sèche, pouls fréquent et dur, physionomie décomposée, langue sèche, quelques frissons le long de la colonne vertébrale, continuation de la douleur (même prescription).

Le douzième, symptômes plus alarmants encore, forces très-abattues, langue noire et sèche, pouls fréquent et toujours dur, douleur très aiguë, constipation, entière suppression d'urine (émulsions camphrées et nitrées, cataplasmes).

Le treizième, rémission de la douleur, évacuation, avec les urines, d'une grande quantité de pus ; plusieurs selles, mais le visage n'était point du tout rassurant ; les forces étaient encore plus diminuées, le pouls petit et très-fréquent (tisane vineuse miellée, fomentations aromatiques sur la région lombaire).

Le quatorzième, prostration extrême des forces, pouls à peine sensible et intermittent, diarrhée colliquative ; plus d'urine ni de pus ; face et yeux d'une couleur plombée, langue noire et sèche, sueur froide, mort à l'entrée de la nuit.

Je fis l'ouverture du cadavre conjointement avec mon ami et collaborateur, le citoyen Gaffée. Nous trouvâmes dans la cavité abdominale, une assez grande quantité de sérosité sanguinolente ressemblant à de la lavure de chair ; nous l'évaluâmes à près d'une pinte ; l'estomac et les intestins, flasques, ne montrèrent d'ailleurs rien d'extraordinaire ; le foie était sain, mais décoloré ; le rein droit n'offrit rien de remarquable, le gauche était mollasse extérieurement et détruit en grande partie à l'intérieur ; il ne contenait guère qu'une once de pus sanieux extrêmement fétide.

OBSERVATION XVI.

(Bulletins de la Société anatomique, XVe année, no 4, juin 1840, p. 106.)

Rupture de la rate et du rein gauche. M. Raynaud montre une rupture de la rate et du rein gauche. Cette dernière a déterminé une hémorrhagie sous-péritonéale abondante : le rein est divisé en cinq ou six fragments. Ces lésions ont été trouvées sur un maçon qui avait fait une chute d'un quatrième étage, chez lequel il existait aussi une fracture des cinq dernières côtes gauches, et aucune lésion de continuité ou de contiguïté dans la colonne vertébrale et le crâne.

OBSERVATION XVII.

Fractures de côtes, avec abcès pleurétique ; déchirure et abcès du poumon ; contusion et abcès multiples du rein ; rupture de la vessie, sans communication avec la cavité péritonéale. (Bulletins de la Société anatomique année XVIII, p. 186.)

Observation recueillie par M. Bergeron, interne des hôpitaux.

Furet, âgé de 36 ans, est entré le 20 février dernier dans le service de M. Bérard aîné, à l'hôpital Saint-Antoine. Dans la soirée du 19, cet homme, étant dans un état d'ivresse complète, prit la fenêtre d'un second étage pour la porte de sa chambre, et tomba sur les pavés de la cour ; il perdit connaissance ; mais revenu à lui au bout de quelques instants, il ne put cependant se relever seul ; on le transporta dans son lit, où durant toute la nuit il ne reçut d'autres secours que ceux de ses amis, qui, selon l'habitude des gens du peuple, lui firent avaler une grande quantité de vulnéraire. Le lendemain matin, à sept heures, il fut apporté à l'hôpital dans l'état suivant :

Connaissance parfaite ; surdité très-prononcée, mais antérieure de plusieurs années à l'accident ; douleurs très-vives dans l'épaule droite, aux reins et à l'hypogastre. L'épaule droite est en effet le siége d'un gonflement considérable et d'une large ecchymose ; un examen long et attentif permet de constater que ni l'omoplate, ni la clavicule, ni l'humérus ne sont fracturés ; la position profonde des côtes en ce point, l'extrême difficulté par conséquent d'obtenir la crépitation et la mobilité, et de plus la possibilité d'expliquer les vives douleurs du malade dans cette région, par la violence de la contusion, empêchèrent que dans ce moment on les rapportât à une fracture des côtes. — Aux reins, la plus légère pression suffit pour arracher des cris au malade ; à droite surtout, où en effet il suffit d'appliquer légèrement les doigts pour déterminer une crépitation et une mobilité extrêmes, dues à une fracture multiple des côtes inférieures ; les douleurs sont moins vives à l'hypogastre que dans les deux régions précédemment explorées ; cependant, le ventre est ballonné, tendu ; des vomissements bilieux ont paru dans la nuit ; par la percussion, on obtient une résonnance très-grande à la partie supérieure de l'abdomen ; à la partie inférieure, au contraire, une matité très-prononcée s'étendant à plus de trois pouces au-dessus du pubis, matité attribuée à la réplétion de la vessie, le malade disant lui-même n'avoir pas uriné depuis sa copieuse libation. Bien que la colonne vertébrale ne présentât aucune altération, que les membres inférieurs eussent conservé le mouvement et la sensibilité, la première idée fut que la rétention d'urine était due à une commotion ou, peut-être, à une altération plus grave de la moelle : le malade fut sondé ; mais on fut très étonné de ne retirer de la vessie qu'une petite quantité d'un liquide bourbeux, sanguinolent (à odeur ammoniacale) ; cette différence, entre la quantité du

liquide et le volume présumé de la vessie, jointe aux accidents de péritonite, et à cette circonstance aussi, que la vessie était distendue par un liquide abondant, au moment de la chute, firent aussitôt diagnostiquer une
rupture de cet organe, avec épanchement d'urine dans le péritoine. —
Pas d'altérations du côté des membres, si ce n'est quelques légères contusions.

Je n'entrerai pas dans le détail de tous les phénomènes qui se sont suc-
cédé jusqu'à la mort du malade; j'indiquerai seulement les faits dont on a
pu trouver l'explication par l'autopsie, sans omettre quelques petites erreurs
de diagnostic, rendues inévitables, d'ailleurs, par la marche assez obscure
des accidents auxquels les altérations que je viens de signaler ont successivement donné lieu.

C'est du côté de l'abdomen que se montrèrent d'abord les plus sérieux;
car, bien que le malade accusât de plus vives douleurs dans l'épaule et aux
reins, et que l'autopsie ait démontré que ces deux régions, en effet, étaient
le siége d'altérations fort graves, du côté de la poitrine, cependant, la percussion ni l'auscultation ne mettaient sur la voie d'aucune lésion, et les
fractures des côtes inférieures devaient, en y joignant même la contusion
probable des reins, moins préoccuper le chirurgien que la péritonite par
épanchement urineux; c'est aussi du côté de l'abdomen que le traitement
le plus actif fut dirigé.

Dans la nuit qui suivit le jour de son entrée, le malade *urina seul*, mais
peu à la fois; les vomissements persistèrent, le pouls resta petit et fréquent;
puis dans la soirée du 23, c'est-à-dire du troisième jour, les douleurs
abdominales diminuèrent ainsi que la tension du ventre, les vomissements
cessèrent, le pouls reprit un peu de plénitude, devint plus lent, et le malade qui paraissait, d'ailleurs, avoir oublié ses douleurs d'épaule, éprouva
un calme extraordinaire. — Cependant, tandis que le ballonnement du ventre avait disparu, la matité hypogastrique persistait et s'étendait un peu en
largeur; de plus, cette matité, de quelque côté qu'on fit tourner le malade,
restait *parfaitement circonscrite au-dessus du pubis*.

Le 24, au matin, l'état du malade faisait presque espérer une convalescence prochaine; déjà la rupture de la vessie devenait par la bénignité
des symptômes, un fait douteux, et l'on cherchait à expliquer la matité
hypogastrique, par un vaste épanchement de sang dans les parois abdominales, lorsque pour la première fois, on trouva dans le crachoir du malade
quelques crachats sanguins, noirâtres, coagulés et plus semblables aux
crachats venus des fosses nasales après l'épistaxis qu'à des crachats pneumoniques. Cet aspect même fit qu'on négligea l'auscultation.

Le 25, le pouls était devenu fébrile, et les crachats présentaient un tout
autre aspect que ceux de la veille; cette fois ils étaient visqueux, adhérents
au vase, et rouillés. La percussion fit constater en effet à la partie infé-

rieure du poumon, une matité douteuse, mais bien tranchée au sommet, ou plutôt au niveau de l'ecchymose que nous avons signalée en arrière de l'omoplate ; à l'auscultation on perçut en bas un râle sous-crépitant humide, à bulles assez larges ; à la partie supérieure un souffle bien prononcé, de la bronchophonie et du râle crépitant, sec, à bulles fixes. — Dès lors la fracture des côtes supérieures devint évidente ; car l'on ne pouvait attribuer qu'au déchirement produit par les fragments cette pneumonie tardive ; en effet, les crachats purement sanguins rendus deux jours avant les crachats pneumoniques étaient le résultat de la déchirure autour de laquelle n'avait pas tardé à se déclarer une inflammation du tissu pulmonaire ; l'autopsie a démontré que nous ne connaissions sur ce point qu'une partie de la véritable altération.

5 mars. Quoiqu'il en soit, au bout de quelques jours les accidents diminuèrent d'intensité, le mouvement fébrile disparut presque complétement, les crachats avaient perdu leur coloration rougeâtre, et le pus dont ils avaient été mélangés pendant quelques jours n'était même plus rendu que par les stries ; la matité persistait, il est vrai, au sommet, mais les râles et le souffle avaient disparu (marche qui d'ailleurs cadrait parfaitement avec la supposition d'un abcès du poumon), lorsque le 5 mars, le malade se plaignit d'un violent mal de gorge ; le voile et ses piliers sont rouges, les amygdales ne sont pas apparentes, mais la paroi postérieure du pharynx parait faire saillie en avant ; cependant on ne perçoit en le touchant aucune fluctuation ; toutefois le malade se plaignant en outre de ne pouvoir tourner la tête, la colonne cervicale est examinée, et nous croyons, M. Deville et moi, sentir au niveau de la cinquième vertèbre de la mobilité et de la crépitation. Dans la soirée la déglutition est devenue plus difficile, puis tout à coup, au milieu de la nuit, au rapport du veilleur, le malade est mort comme dans un accès de suffocation, avec sa connaissance parfaite et lorsque déjà il pouvait être, par l'amendement successif des symptômes, considéré comme convalescent des autres affections.

Autopsie. — Je dirai de suite que nous n'avons point trouvé là raison de cette mort subite ; la colonne cervicale était saine ; nous regrettons seulement que le sujet ait été enlevé avant que nous ayons pu ouvrir le crâne et la cavité rachidienne, qui, en nous montrant partout une lésion méconnue pendant la vie, nous eussent expliqué cette asphyxie et cette mort instantanée dont les autres altérations ne rendent nullement compte.

Le cœur est sain et ne présente aucune déchirure.

Le poumon droit et les côtes correspondantes sont intacts.

En soulevant le poumon droit, et en détruisant ses adhérences avec sa plèvre costale, on donne issue à un *demi-verre* de pus jaune, crêmeux et bien lié. Toutes les côtes, à l'exception des trois premières, sont fracturées suivant une ligne oblique de haut en bas et de dehors en dedans, c'est-à-dire qu'aux côtes supérieures, la fracture ayant lieu à cinq pouces de l'articulation costo-rachidienne, a lieu pour les dernières à deux pouces seulement de cette même articulation ; la fracture ne s'est donc faite sur aucune d'elles au niveau de leur plus grande courbure ; dans ce cas en effet, il n'y a pas eu au moment du choc, exagération de la courbure des côtes, mais bien fracture directe, la solution de continuité existant dans le point qui a touché le sol. Le fragment interne des quatrième, cinquième et sixième côtes est dénudé complétement et fait saillie, surtout celui de la quatrième, dans la cavité thoracique. Les fragments de celles qui sont au-dessous sont maintenus en rapport plus ou moins immédiat, mais sans saillie bien manifeste dans la cavité thoracique. Entre la quatrième et la septième côte un épaississement évident de la plèvre pariétale, avec injection, mais sans fausses membranes, circonscrit un disque purulent, qui n'est autre chose que la paroi postérieure d'un foyer dont la plèvre pulmonaire, également épaissie, forme la paroi antérieure ; au centre de ce disque, sur les côtes, la plèvre a été en partie détruite ainsi que le périoste de la quatrième et cinquième côte (il n'y a cependant point encore de communication avec les tissus sous-jacents) ; sur le poumon, la plèvre est épaissie dans tous les points, si ce n'est cependant à la partie supérieure et dans le point correspondant à l'ex-trémité du fragment interne de la quatrième côte ; où le tissu pulmonaire a été déchiré et présente une petite excavation communiquant avec les bronches, un véritable abcès circonscrit du poumon sans infiltration purulente au pourtour. Il est facile d'après cela de concevoir que les fragments des côtes faisant saillie dans la cavité pleurale, aient d'abord déterminé une pleurésie adhésive dont la limite est déterminée aujourd'hui par la circonférence du disque dont j'ai parlé, puis, que la cause d'irritation persistant, la suppuration se soit peu à peu formée, et qu'enfin le fragment de la quatrième côte faisant une saillie plus prononcée que les autres, ait fini par déchirer la plèvre épaissie, puis le tissu pulmonaire lui-même et donné lieu au petit abcès que nous avons sous les yeux ; la matité circonscrite observée pendant la vie et qui existait bien évidemment avant le jour où la nature des crachats appela l'attention de ce côté, puis le souffle, et enfin le râle sous-crépitant humide répondant à la suppuration du même point, s'accordent parfaitement avec les altérations nécroscopiques.

Le foie ne présente aucune déchirure ; la rate est parfaitement intacte ; et, chose singulière, le rein gauche, quoique beaucoup plus résistant, est le siége d'altérations très-graves ; la gaîne celluleuse est saine ; nous trouvons à la surface du rein, dont la coloration intérieure ne présente rien d'anormal, une dizaine de petits abcès de la grosseur d'un pois et qui, sauf le volume, présentent quelque analogie avec les abcès métastatiques. Autour de ces petits abcès, on ne trouve aucune infiltration purulente, à moins qu'on ne regarde comme telle la coloration jaune safran de toute la sub-

stance corticale, coloration qui nous paraît être plutôt le résultat de l'infiltration sanguine dont le rein paraît avoir été le siége, par suite de sa contusion, et dont on voit encore des traces plus évidentes dans la coloration
violacée ecchymotique de certains points de la substance corticale et de
presque toute la substance tubuleuse. La coupe du rein, qui nous a permis
d'apprécier ces différences de coloration, nous montre aussi des abcès
semblables à ceux que nous trouvons à la surface ; dans l'épaisseur de la
substance corticale, nous voyons, de plus, quelques tubes de Bellini distendus par le pus, et le versant par la pression dans les calices. La présence
du pus dans ces tubes assez distendus pour admettre une forte épingle, et
dont les parois sont tranlucides, nous rend difficile à comprendre la su-
perposition des tubes de Ferrain dans chacun des tubes de Bellini. Quant à
la multiplicité des petits abcès sur un organe également contus dans toute
son étendue, comme le prouve la couleur ecchymotique de toute la substance du rein, nous croyons en trouver la raison dans la texture du
rein, peu riche en tissu cellulaire, et ne pouvant se prêter, par conséquent,
à la formation d'un vaste foyer. Il est peut-être bon de noter aussi, en admettant toutefois que la teinte jaune de la substance corticale, soit la suite
d'une extravasation sanguine, que les traces de l'ecchymose ont persisté
beaucoup plus longtemps dans la substance tubuleuse, qui est encore violacée et noirâtre dans certains points, que dans la corticale ; et n'en pourrait-on pas trouver la cause dans la texture plus vasculaire de cette dernière, munie par conséquent de plus grands moyens de résorption que l'autre ? Je n'ai pas besoin d'ajouter que le bassinet et l'uretère contenaient du
pus ; je ferai observer combien la formation de ces abcès multiples a été
obscure, combien la réaction et la douleur ont été faibles, et combien en
cela elle a différé de l'inflammation et de la suppuration de la gaîne cellulaire du rein.

Le rein droit est parfaitement sain.

Il y a peu de sérosité dans la cavité péritonéale, quelques fausses membranes et adhérences de plusieurs anses intestinales du côté droit, traces
d'une péritonite peu étendue.

La vessie est revenue sur elle-même et ne contient que quelques gouttes
d'urine mêlées de pus. Je dois ici réparer une omission faite plus haut :
dès le second jour de l'entrée, les urines ont cessé d'être sanguinolentes ;
mais, observées ensuite le dixième jour seulement, elles présentèrent un de-
pôt purulent très-abondant.

La membrane musculaire et la muqueuse ne présentent aucune trace de
phlegmasie, il n'y a ni épaississement ni ramollissement ; c'est à peine si,
dans certains points, on aperçoit quelques réseaux d'injection. Le pus
que contient la vessie, et que le malade a rendu au bout de quelques jours
avec les urines, venait donc soit du rein, soit du foyer purulent qui com-

muniquait avec la vessie, et n'était point sécrété par la vessie elle-même;
le malade n'a d'ailleurs présenté d'autres symptômes pouvant faire présumer une cystite, que la douleur hypogastrique, douleur dont nous trouvons
bien plus naturellement la cause dans la collection purulente située au
devant de la vessie; en effet, cet organe présente à sa partie antéro-supérieure, c'est-à-dire dans cette portion de son étendue qui n'est point recouverte par le péritoine, une ouverture assez régulièrement circulaire,
d'un demi-pouce de diamètre, à bords amincis, noirâtres, résultat évident
d'une rupture de la vessie, et faisant communiquer ce réservoir avec un
vaste clapier, dont les muscles droits de l'abdomen constituent la paroi
antérieure, le devant de la vessie et le péritoine la paroi postérieure; ce
foyer repose en bas sur le muscle releveur de l'anus, doublé par l'aponévrose supérieure du périnée, qui est intacte, et limite parfaitement la collection purulente. En haut et à droite, toujours le péritoine largement
écarté des parois antérieures de l'abdomen, et formant, dans ce point, la
seule enveloppe de la collection purulente; le péritoine, dis-je, a contracté
des adhérences avec une anse du petit intestin, et la séparation de ces adhérences permet de constater du côté du foyer une érosion du péritoine; du
côté de l'intestin, un commencement de ramollissement des tuniques intestinales, et au pourtour des fausses membranes un épaississement manifeste
de la membrane péritonéale. — Point de doute qu'avant peu il ne se fût
établi en cet endroit une communication entre le foyer et l'intestin, communication qui fût devenue peut-être un moyen de guérison. La présence
de ce foyer au-dessus et en arrière du pubis explique parfaitement la persistance de la matité hypogastrique. Le point où la rupture s'est faite explique aussi pourquoi une certaine quantité d'urine pouvait s'amasser dans
la vessie, et aussi, par conséquent, pourquoi le malade ne rendait jamais
qu'une petite quantité d'urine à la fois.

Il est remarquable, dans ce cas, que la formation d'un foyer aussi large
que celui-ci se soit accompagnée de si peu de douleur et surtout d'aussi
peu de réaction. Il est curieux de rapprocher ce fait d'un autre cas d'infiltration urineuse dans lequel, pendant longtemps, l'état général ne fut nullement en rapport avec la gravité des altérations locales.

OBSERVATION XVIII.
(Gazette des hôpitaux. 1849. P. 148.)
Hôpital du Val-de-Grâce.
(Observation d'hémato-néphrose.) M. Mounier.

Erhard (Jean-Baptiste), âgé de 25 ans, sapeur au 1er régiment du génie,
fut apporté le 20 janvier, sur un brancard, à l'hôpital du Val-de-Grâce. Il
venait d'être renversé par une voiture à bras qui lui avait passé sur le

ventre en suivant la zône ombilicale de droite à gauche. Il ressentit au moment de l'accident une douleur si vive qu'il ne put pas se relever lui même.

A son entrée à l'hôpital, trois heures après ce fâcheux événement, le malade était en proie à une vive agitation. Il jetait des cris perçants, se plaignait beaucoup du ventre, Le pouls était petit et serré, peu fréquent. Cinquante sangsues furent immédiatement appliquées sur l'abdomen, et un large cataplasme fut mis à la chute des sangsues. La nuit fut très-agitée, et des vomissements bilieux s'ajoutèrent aux symptômes précédents.

Le 21. A la visite du matin, M. Mounier trouva le malade dans l'état suivant : face pâle, traits contractés exprimant la souffrance; paupières abaissées ; plaintes continuelles ; vomissements fréquents, ventre ballonné, extrêmement douloureux, ne supportant pas même le poids du cataplasme; douleur s'irradiant dans tout l'abdomen, toutefois plus prononcée dans le flanc et la fosse iliaque gauche ; point de selles depuis la veille, peau brûlante ; pouls dur, serré, à 110 pulsations par minute ; respiration très-accélérée. — Affaissé par la douleur, le malade répond avec peine et à voix basse aux questions qu'on lui adresse. — Application en deux fois de soixante sangsues sur le flanc gauche (trente le matin et trente à deux heures du soir); fomentations émollientes; limonade tartrique.

Sous l'influence de cette évacuation sanguine, la douleur semble s'apaiser un peu ; le soir, Erhard s'assoupit et prend quelques instants de repos.

Le 22. La douleur, quoique existant encore, est beaucoup moins vive ; elle s'est tout à fait localisée dans le côté gauche. Le ventre est tendu ; les vomissements ont cessé, encore quelques nausées. Affaissement assez prononcé ; peau chaude ; pouls petit, raide, à 120 pulsations. — Trente sangsues sur le flanc gauche ; fomentations émollientes ; limonade tartrique.

Le 23. Légère amélioration ; moins de sensibilité dans la région lombaire gauche; la pression y est cependant encore très-douloureuse. Quelques nausées ; point de selles depuis trois jours ; pouls plein à 70 pulsations. — 45 grammes d'huile de ricin, lavement huileux, fomentations émollientes, limonade tartrique.

Le 25. Il se manifeste un peu d'exacerbation dans les symptômes. La douleur est plus vive, la peau est chaude, la soif ardente ; pouls à 95 pulsations. — Saignée de 300 grammes, dix sangsues sur le flanc gauche, limonade tartrique.

Les jours suivants, la douleur abdominale va en s'affaiblissant, le pouls revient à son état normal, les forces se rétablissent.

A la date du 27, on remarque tout à coup que les urines sont rouges, chargées de sang. Cette hématurie se continue sans apporter aucun trouble dans la convalescence. Le malade était dans l'état le plus satisfaisant, il se levait depuis plusieurs jours, et mangeait le quart de la ration, lorsque, le

9 février, à l'issue de la visite, il est pris de douleurs violentes dans le flanc gauche. Il se jette sur son lit en se tordant et en poussant des gémissements; les extrémités inférieures se refroidissent; un tremblement nerveux s'empare des membres supérieurs. Il éprouve une envie excessive d'uriner qu'il ne peut pas satisfaire. Le chirurgien de garde fait appliquer soixante sangsues sur le point douloureux.

Le lendemain, ces accidents étaient à peu près dissipés; il ne restait plus qu'une légère douleur augmentée par la pression. N'ayant pas uriné depuis la veille, on pratiqua le cathétérisme et on retire un litre et demi d'une urine sanguinolente.

Le 11. Même état. Deux litres d'une urine semblable à celle de la veille sont évacués à l'aide de la sonde.

Le 14. Les douleurs lombaires augmentant; on applique quatre ventouses scarifiées sur cette région. Les urines continuent à charrier du sang; elles laissent déposer une matière boueuse, chocolacée. Peu à peu les forces du malade diminuent, l'amaigrissement marche à grand pas; la peau prend cette teinte jaune-paille propre aux personnes anémiées. On prescrit en vain l'eau de Rabel et les astringents pour arrêter l'hémorrhagie rénale. Enfin considérablement affaibli par les pertes de sang continuelles, le malheureux succomba le 2 mars, après avoir présenté quelques troubles cérébraux pendant les derniers jours de sa vie.

Autopsie. — Après l'ouverture de l'abdomen, on remarque une tumeur volumineuse occupant le flanc et l'hypochondre gauche et empiétant même sur le côté droit, de forme ovalaire, à grosse extrémité dirigée en haut; elle s'étend depuis la sixième côte jusqu'à l'épine iliaque antérieure et supérieure. Mesurée dans ses différents diamètres, l'on trouve qu'elle a 25 centimètres de longueur sur 20 de largeur; 65 cent. de circonférence verticale et 65 cent. dans sa circonférence horizontale; elle pèse 3,490 grammes. La face antérieure de cette tumeur est longée par le côlon lombaire gauche, et supérieurement par le côlon transverse. Son sommet est en rapport avec la rate et l'estomac, qui sont refoulés en haut. Les petits intestins décolorés sont déjetés à droite; une bande noire existe dans tous les points où l'intestin est en contact avec la tumeur, coloration noire qui est commune au grand épiploon. La tumeur est lisse; un tissu graisseux sous-péritonéal assez abondant lui donne une teinte jaune de bistre. On enlève avec soin le péritoine qui la recouvre, et alors elle se montre sous un nouvel aspect. On voit sept ou huit bosselures volumineuses, séparées par des sillons profonds, de telle sorte qu'on dirait avoir sous les yeux un gros intestin de cheval fortement distendu. A la face inférieure, mêmes bosselures; mais, de plus, on remarque une dépression centrale où vont se rendre les vaisseaux émulgents et l'uretère. Une incision étant pratiquée sur la plus grosse des bosselures, qui occupe le milieu de la face interne, il s'écoule aussitôt deux litres d'un liquide, rouge et trouble semblable à de la lie de vin. On arrive dans une vaste poche au fond de laquelle se trouve une masse assez grande de caillots de sang ressemblant à de la gelée de groseilles. Cette poche anfractueuse présente des brides saillantes et des godets qui lui donnent tout à fait l'apparence du gros intestin. On y voit trois ouvertures, dont l'une, ronde, de deux centimètres de diamètre, est placée au milieu d'une surface plane hexagonale, d'un blanc mat, qui occupe le centre de cette cavité ; une seconde, elliptique, est située à gauche dans un enfoncement ; la troisième, irrégulière, à bords durs, noirâtres (coloration due à du sang épanché dans l'épaisseur des tissus), est l'orifice béant d'une branche de l'artère rénale, du volume d'une plume de poulet. Cette cavité est tapissée par une membrane blanchâtre, tomenteuse, ayant l'organisation propre aux muqueuses. Autour de cette poche existent sept autres cavités, isolées les unes des autres, toutes de grandeur assez considérable, offrant le même aspect intérieurement, et contenant un liquide rouge, boueux et des caillots sanguins. Une d'elles renferme une matière grenue, noirâtre, semblable à de la suie. Toutes ont une ou deux ouvertures capables de loger une plume d'oie. Ces orifices, dirigés vers le centre de la tumeur, font communiquer ces cavités avec le bassinet qui est dans son état normal, nullement dilaté, et renferme un calcul de la grosseur d'une fève, noir à son extérieur, inégal, adhérant à la muqueuse, renfermant dans sa partie centrale une matière jaune aréolaire. — Analysé par les soins de M. Courlier, préparateur de chimie, on trouve qu'il est formé de matière organique enveloppée par une coque d'azotate de chaux. Un des kystes, du volume d'un œuf de poule, renferme du pus mêlé de sang et n'a aucune communication avec les autres. Les parois de la tumeur ont un centimètre d'épaisseur ; elles sont résistantes, de nature fibreuse. Dans quelques points, l'on rencontre un tissu rougeâtre, ramolli, qui n'est autre chose que le tissu du rein. Six petits calculs d'oxalate de chaux et une matière crétacée se rencontrent également dans ces parois.

L'uretère n'offre rien de particulier. La vessie, légèrement distendue, contient 258 grammes d'un liquide sanguinolent. La muqueuse n'est point altérée. Le tissu du rein droit est décoloré, ainsi que tous les organes.

Les poumons sont sains ; le gauche est refoulé en haut. Le cœur est placé dans une position horizontale, la pointe dirigée à gauche. Du reste, rien d'anormal, infiltration sous-arachnoïdienne. Cerveau exsangue.

M. Mounier fait suivre cette observation d'un certain nombre de réflexions, dont voici les principales :

Les déchirures, les broiements du rein sont assez fréquents e par suite les hématuries qui en sont la conséquence ordinaire. Mais le plus souvent le sang, trouvant une issue facile, s'écoule à mesure qu'il est versé dans les calices et le bassinet, et l'urine tend elle-même à en débarrasser ces cavités.

Cependant le sang, en se coagulant, ce qui arrive lorsqu'il s'épanche abondamment et avec rapidité, peut remplir le bassinet et obstruer l'uretère. De là, cet arrêt à l'excrétion de l'urine, au passage du sang, qui continue à sourdre des vaisseaux déchirés ; et de là aussi ces phénomènes consécutifs que nous avons notés : atrophie du rein, distension excentrique de ses tuniques interne et externe...

Notre intention, ajoute M. Mounier, est d'expliquer ce qui a dû se passer dans le cas que nous venons signaler :

Sous la pression de la charrette passant transversalement sur l'abdomen, le rein gauche a dû être contus, une branche artérielle a été déchirée ; puis, plus tard, sous l'influence, soit de l'inflammation, soit de la distension produite par l'épanchement sanguin, ou même sous l'influence de ces deux causes réunies, la membrane interne d'un des calices s'est rompue ; et alors, à cette époque, c'est-à-dire le septième jour de l'accident, se montre du sang dans les urines, qui, jusque-là, avaient été claires et limpides. Le sang épanché dans le rein se prend en caillots, dont un s'enchasse dans l'orifice supérieur de l'uretère et devient le noyau d'un calcul autour duquel l'urine dépose de l'oxalate de chaux. Voilà bien certainement l'enchaînement fort remarquable des lésions organo-pathologiques que nous avons observées à l'autopsie. Toutefois, en réfléchissant, d'une part, à la résistance et au peu d'extensibilité des membranes qui tapissent les calices et la tunique externe du rein, et d'un autre côté, en voyant la rapidité avec laquelle cette dilatation du rein s'est faite, on pourrait se demander si le calcul n'a pas une existence antérieure à l'hémorrhagie et s'il n'y a pas là une coïncidence des deux affections. Je ne crois pas qu'il en soit ainsi. En effet, si le calcul existait avant cette dernière lésion, il devait y avoir hydropisie rénale ; alors, comment comprendre l'hémorrhagie ? Les vaisseaux rampant dans les parois de la tumeur ne devaient-ils pas être oblitérés ? Puis, la pression extérieure ne devait-elle pas déchirer le rein ainsi distendu et produire un épanchement périnéphrétique ? Enfin l'analyse chimique n'a-t-elle pas démontré que le calcul était composé, à son centre, de matière fibrineuse, indice certain de l'origine que nous avons donnée de cette concrétion ? Nous devons donc, d'après cela, admettre que le commencement de la distension rénale ne va pas au-delà du 7 février, et que cette tumeur s'est développée dans l'espace de vingt à vingt et un jours. Sous ce point de vue cette observation est encore fort remarquable ; car il est rare de noter un exemple si rapide de semblable dilatation du rein, organe qui possède une densité telle, qu'on ne comprend pas comment, même après de longs efforts, il puisse céder à une compression excentrique.

Avant de terminer ces réflexions, disons un mot des symptômes qu'a offerts cette maladie. Et, d'abord, à quoi doit-on attribuer les phénomènes observés pendant les premiers jours de l'accident ? En l'absence des signes fournis ordinairement par les urines dans la néphrite, on devait croire à une péritonite; cependant, si nous nous en rapportons à l'autopsie, qui n'a montré ni fausse membrane, ni adhérences, nous devons supposer que, s'il y a eu au début inflammation du péritoine, elle a été légère, et que les principaux symptômes étaient sous la dépendance de la lésion rénale et de l'inflammation consécutive de cet organe. Ce qui tend, outre l'absence de traces de phlegmasie péritonéale, à nous confirmer dans cette idée, c'est la présence de ce petit abcès trouvé dans les parois de la tumeur. Mais, du reste, ceci est de trop peu d'importance pour nous y arrêter.

Quant aux accidents qui se sont manifestés subitement le 9 février, peuvent-ils être rapportés à une recrudescence inflammatoire? Nous ne le pensons pas. Cette douleur qui apparaît tout à coup et s'irradie vers le pubis pour disparaître brusquement après quelques heures de durée, ces phénomènes nerveux qui se montrent et s'évanouissent avec la même rapidité, voilà un ensemble de symptômes qui ont trop d'analogie avec ce que l'on remarque tous les jours dans les coliques néphrétiques pour ne pas admettre qu'ils devaient avoir une cause semblable. L'on doit donc croire qu'ils étaient dus au passage d'un calcul ou plutôt de caillots sanguins qui, plus tard, descendus dans la vessie, sont venus boucher le col de cet organe et nécessiter, à plusieurs reprises, l'emploi du cathétérisme.

OBSERVATION XIX, XX et XXI.
(Union médicale, année 1851, n° CXXVII, p. 505.)

M. Giraldès fait un rapport sur les trois observations d'hématurie adressées à la Société de chirurgie, par M. Birkett, de Londres. (Séance du 22 octobre 1851.)

L'hématurie était traumatique dans les trois cas. Le premier malade était tombé du haut d'un toit. Il y eut une violente contusion dans la région lombaire et fracture de la mâchoire inférieure. Le deuxième malade, âgé de 37 ans, tomba à la renverse sur une poutre. Le troisième malade, enfin, âgé de 15 ans, fit en courant, une chute sur un bloc de granit.

Les trois malades éprouvèrent tous les symptômes qui accompagnent d'ordinaire les contusions violentes de l'abdomen.

(Obs. XIX.) Dans le premier cas, les accidents étaient plus graves, en raison de la chute d'un lieu plus élevé. Quand on amena le malade à l'hôpital, il était dans un état de collapsus; les traits du visage décomposés; peau froide, couverte de sueur.

La douleur très-vive de l'abdomen se montrait souvent à un haut degré dans la région lombaire. On ne trouvait en ce point aucune trace d'ecchymose. Trois heures après son admission à l'hôpital, le malade rendit par l'urèthre près d'une pinte de sang rouge et vermeil, puis il tomba en syncope. On ne voyait, ni sur le trajet de l'urèthre, ni sur le périnée, aucune trace de violence.

Le lendemain, extrême tension du ventre; nouvelle évacuation d'une pinte de sang. Jusqu'au dixième jour, il s'écoula des urines sanguinolentes. Puis tous les symptômes cessèrent, et le malade put sortir après un mois de séjour à l'hôpital. Le traitement fut simple : repos, opiacés et quelques stimulants.

(Obs. XX.) — Le deuxième malade perdit connaissance immédiatement après l'accident; puis deux heures après il rendit du sang par l'urèthre. L'hématurie pure continua vingt-quatre heures. Du reste, on retrouve sur ce malade les mêmes symptômes que nous venons de décrire dans la première observation. Les urines, le deuxième et le troisième jour, furent simplement sanguinolentes. Au quatrième jour, nouvelle hémorrhagie. Au cinquième jour, aggravation de tous les symptômes. Survient de la diarrhée. On trouve du sang dans les évacuations alvines.

On remarque alors une ecchymose dans la région lombaire. Pendant une quinzaine de jours, le malade continue à rendre du sang noirâtre par les urines, puis enfin il guérit. (Traitement : repos, calomel, opiacés.)

(Obs. XXI.)—Le troisième malade, après sa chute, malgré sa souffrance, continue sa course pendant un quart de mille, puis il prit quelque nourritnre, et se remit en marche. Il parcourut ainsi à grand'peine environ un mille. Alors, pressé d'uriner, il rendit une assez grande quantité de sang caillé. Il eut des vomissements, et rendit encore plusieurs fois du sang liquide.

Il y avait une tension marquée dans la légion lombaire. Pendant la nuit qui suivit l'entrée du malade à l'hôpital, il y a de nouveaux vomissements et expulsion d'une pinte de sang par l'urèthre. Pas d'ecchymose dans les lombes; douleur violente dans le côté gauche ; cette douleur se calme par le décubitus sur le ventre. (Opiacés à dose élevée, calomel.)

Le lendemain, le malade est très-pâle, presque exsangue, pouls fréquent; douleur intolérable dans les reins. (12 sangsues, opium, calomel.)

Les accidents vont en diminuant jusqu'au dixième jour ; alors le malade commet une imprudence qui ramène des symptômes assez graves. Mais le même traitement les conjure, et le jeune malade quitte l'hôpital un mois après.

M. Giraldès, après avoir analysé les trois observations, fait remarquer l'intérêt qu'elles présentent. Elles démontrent que dans beaucoup de cas les reins, quoique placés dans une région profonde, peuvent être atteints par une contusion violente de la région lombaire, sans que l'organe tégumentaire présente de trace de violence extérieure. Ainsi, les reins aussi bien que le poumon, le cœur, le foie, les intestins, la vessie et même la veine cave peuvent être contusionnés, lacérés par des pressions, des chocs violents, sans que l'état de la peau et des parois abdominales puisse mettre sur la voie de la gravité de la lésion.

On remarque encore, dans les observations de M. Birkett, que l'hémorrhagie a suivi de très-près les contusions de la région lombaire. Elle n'a pu être produite, suivant toute probabilité, que par la contusion des reins. M. Birkett s'abstient de toute remarque à cet égard, suivant en cela la coutume des chirurgiens anglais qui se contentent de rapporter les faits sans en déduire aucune conclusion.

Observations XXII et XXIII.

Johnson. Diseases of the kidneys. London 1852 (1).

(Obs. XXII.) — Néphrite suppurative après une violence extérieure.

L'inflammation suppurative du rein, suite de violence extérieure, n'est pas commune, je n'en ai rencontré qu'un cas.

Observation. Coup violent à la région lombaire suivie d'hématurie revenant de temps à autre, et enfin d'issue de pus avec l'urine. — Mort par épuisement. — Abcès du rein droit.

Georges Doe, homme robuste, d'environ 40 ans, de bonne santé, reçut un violent coup de gourdin sur les lombes, en se battant avec des braconniers. Il ressentit une douleur vive, et peu de temps après il fut pris d'hématurie. L'hémorrhagie revint à différentes reprises pendant plusieurs mois et fut suivie par un écoulement de pus avec l'urine. L'écoulement purulent durait depuis plus d'un an, lorsque le pauvre homme, très-émacié, mourut. A l'autopsie, on trouva le rein droit complètement détruit par la suppuration. Il n'y avait de dépôt strumeux ni dans le rein ni dans un autre organe. Il n'y avait pas de calcul. Le rein gauche était tout à fait sain.

On ne peut douter que l'affection rénale, dans ce cas, n'ait été déterminée par le coup porté dans la région lombaire (page 441).

(Obs. XXIII.) — Hématurie consécutive à des coups portés sur la région lombaire.

L'hématurie n'est pas une conséquence rare des coups portés sur les reins, et il est remarquable que l'hémorrhagie revient de temps en temps, à de très-longs intervalles, à la suite de la violence. J'ai déjà rapporté plus haut un cas de cette sorte, qui s'est terminé à la longue par la suppuration du rein lésé. Je n'ai pas eu l'occasion de faire l'examen microscopique de l'urine dans ce cas; mais il y a environ deux ans j'ai observé le cas remarquable suivant :

Observation. Coup violent sur le rein gauche ; douleur vive ; trois ans

(1) Traduction due à l'obligeance de M. Petit, externe des hôpitaux.

après, hématurie revenant à de fréquents intervalles. Sang sous forme de cylindres moulés sur les tubes.

John Colliron, 54 ans, homme bien musclé, avait été policeman, et environ quinze ans auparavant, s'était blessé dans une rixe, en tombant sur le dos contre un décrottoir. Depuis ce temps, il ressentit une douleur violente au rein gauche, presque constante, mais augmentant par intervalles après une longue marche ou l'exposition au froid. Au bout de trois ans, après un violent accès de douleur, il rendit d'abord de l'urine sanglante; à la miction suivante, l'urine était limpide, et ne redevint plus sanglante pendant environ sept mois. Depuis lors il avait eu des attaques très-fréquentes d'hématurie. Ces accès sont très-particuliers. Ils sont déterminés en général par la marche ou le froid, de sorte que le malade ne peut mettre les mains dans l'eau froide ou les laisser se refroidir à l'air, sans avoir un accès qui débute par de la douleur dans le rein gauche, en s'étendant jusqu'à l'épigastre. Il a une tendance à bailler et à se détendre, puis surviennent des frissons suivis de sueurs ; à la longue il rend un peu d'urine sanglante, qui parait faire cesser la douleur, et l'accès est à sa fin. Il n'a jamais rendu de sable et de gravier, n'a jamais de malaise pendant l'accès, et n'a jamais eu ni douleur ni engourdissement dans la cuisse ou le testicule.

J'ai examiné un peu d'urine qu'il avait émise le 27 mars 1850, après une attaque assez forte de douleur. Elle était neutre, à peu près de la couleur du porter, et se solidifia presque par l'addition de l'acide nitrique. Après le repos, il se forma un dépôt sous forme de nuage rouge-brun, et le reste du liquide était d'une couleur rouge foncée. L'urine contenait de nombreux cylindres sanguins moulés sur les tubes. On ne vit aucun cristal.

Le 18 avril, j'examinai l'urine, que je trouvai limpide, ne contenant ni sang ni albumine; il se déposa quelques cristaux de phosphate triple; sa densité était 1014.

Le 14 mai, le malade revint me voir ; il avait eu deux attaques d'hématurie depuis la dernière visite, l'une après avoir mis les mains dans l'eau froide, et l'autre après avoir fait environ deux milles en marchant. Il m'apporta de l'urine rendue après la première attaque, mais l'examen fut tout à fait nul, par suite d'un commencement de décomposition. Je n'ai pas vu le malade depuis. Il est assez probable qu'il a cessé ses visites par suite de mes recommandations urgentes de s'abstenir du porter, boisson dont il abusait habituellement. Ce liquide favorisait probablement l'irritation du rein malade.

(Réflexions de Johnson).—Ce cas est très-remarquable, et il paraît difficile d'en donner une explication satisfaisante. Le malade paraissait intelligent et de bonne foi, de sorte qu'on ne pouvait douter de la sincérité de son récit. Il avait été soigné par un médecin très-savant, qui émit l'opinion qu'il y avait un calcul dans le rein gauche; mais l'histoire de la maladie semble opposée à cette idée ; je m'appuie surtout sur l'absence de sable ou de gravier, la nature particulière des attaques d'hémorrhagie, leur rapport évident avec la lésion antérieure, l'absence de vomissements et de troubles du côté de la cuisse et du testicule, et enfin sur ce fait que le sang était moulé sur des tubes urinifères. Ce dernier fait est en désaccord avec la présence d'un calcul dans la substance rénale, donnant lieu à une hémorrhagie des tissus environnants.

Je pense que le coup porté sur le rein a déterminé une lésion qui n'a pas guéri ; que la lésion fut moins grave que dans le cas de Georges Doe (page 441), qui eut d'abord de l'hématurie, puis à la longue une inflammation suppurative du rein, suite d'une lésion semblable ; mais que, dans le cas de Colliron, le rein a subi un affaiblissement permanent, de sorte que, quand, sous l'influence d'un excès d'exercice ou de l'impression du froid sur la peau, on lui imposait une trop forte somme de travail, l'effet était celui que j'ai décrit précédemment, c'est-à-dire une douleur qui durait jusqu'à ce qu'elle fût apaisée par l'hémorrhagie. (Pages 497-500).

OBSERVATION XXIV.

Bulletins de la Société Anatomique, année XXVII, p. 312.

M. Marc Sée présente un cas de déchirure de la rate et du rein gauche par lésion traumatique.

Le 15 février 1852, est apporté à l'hôpital Beaujon, le nommé Pierre Lemat, mécanicien, âgé de 22 ans. C'est un garçon de forte constitution, paraissant jouir d'une bonne santé, et qui ne se plaint que d'une douleur médiocre dans le bas-ventre, sans indiquer de point particulier où cette douleur soit plus intense. Il jouit de la plénitude de ses facultés intellectuelles et répond très-nettement à toutes les questions qu'on lui adresse, mais il a perdu tout souvenir de l'accident qui lui est arrivé et ne saurait donner à cet égard aucun renseignement. Nous apprenons des personnes qui l'accompagnent qu'il a été pris entre deux voitures allant en sens inverse, et qu'on l'a relevé sans connaissance pour le porter à l'hôpital.

Le malade n'a point craché de sang et respire librement. L'examen du ventre ne fait apercevoir aucune trace de contusion ; le pouls est un peu petit, de fréquence moyenne ; absence de vomissements.

Le 16, à la visite, le malade se plaint de douleurs plus aiguës dans l'abdomen, et le pouls a pris un peu de fréquence. Comme il n'a pas uriné depuis son entrée, bien que la vessie ne soit pas distendue, on cherche à y faire pénétrer une sonde ; celle-ci est arrêtée au commencement de la portion membraneuse, de même que toutes les bougies qu'on emploie successivement. On était cependant arrivé à introduire une bougie conique filiforme ; mais après l'avoir retirée pour la remplacer par une petite sonde, toutes les

tentatives ultérieures furent inutiles. Ce ne fut qu'après la visite qu'une
sonde de petit calibre put arriver jusqu'à la vessie et évacuer une quantité
peu considérable d'urine. Le malade affirme n'avoir jamais eu de blennor-
rhagie, et avoir toujours uriné très-facilement.

M. Robert prescrit 30 sangsues sur l'abdomen et et un cataplasme.

A la visite du soir, je fus fort étonné d'apprendre que le malade était
mort subitement à deux heures..

Autopsie. — Epanchement très-considérable de sang dans la cavité péritonéale, et infiltration dans le tissu cellulaire sous-péritonéal, principalement dans le flanc gauche et dans le petit bassin. Après avoir lavé le tout à
grande eau, je trouvai que le rein gauche présentait un volume beaucoup
plus considérable que celui du côté droit, et une déchirure très-étendue de
sa substance. La rate présentait également une déchirure notable et la vessie
contenait du sang abondant, en partie coagulé. L'urèthre est parfaitement
sain, on n'y trouve qu'un peu d'érosion, résultat des tentatives de cathétérisme.

OBSERVATIONS XXV, XXVI et XXVII-

Holmes. A System of surgery theoretical and practical in treatises by various
authors édited by T. Holmes M. A. Contab. London 1861, tome II,
p. 421.

(OBS. XXV). — Un homme s'était contusionné la région lombaire gauche
en tombant pendant qu'il était à la chasse, et avait ressenti une douleur
vive en arrivant à la maison. Il fut soigné très-intelligemment pendant
quelques semaines après l'accident, et vint me demander des soins plusieurs
mois après. La vessie était alors très-irritable, et de l'urine très-fétide,
mêlée à du pus, s'écoulait constamment. Il y avait là manifestement un abcès
du rein ; la quantité du pus était quelquefois très-considérable. La santé
s'affaiblit de jour en jour et la mort survint deux ans environ après l'accident.

Le rein droit était entièrement détruit ; à sa place on trouve un abcès volumineux, irrégulier, dont les parois adhéraient aux parties molles environnantes, et dont la cavité se continuait avec l'uretère.

Sans qu'il n'y ait plus de traces extérieures de contusion que dans le cas
précédent, une lacération très-étendue du rein peut résulter d'un coup
porté dans la région lombaire.

(OBS. XXVI). — Un enfant reçut un coup violent en avant de la région
lombaire ; il tomba, put à peine faire quelques pas, et fut porté à Guy's
Hospital.

Il était dans un état de collapsus extrême et éprouvait quelques douleurs
dans l'abdomen. Il mourut une heure et demie après l'accident.

A l'extérieur il y avait une ecchymose légère à l'extrémité des septième et huitième côtes droites et des deux dernières du côté gauche. La cavité abdominale contenait une grande quantité de sang coagulé et fluide. Toute la portion du rein gauche située au-dessus de l'entrée des vaisseaux était séparée de la partie inférieure et de ses attaches naturelles aux parties voisines. La portion inférieure était restée en place. Il y avait une légère ecchymose du foie, en face de celle de la paroi thoracique (*Prize Essay*, par M. Poland.)

La rupture du rein n'est pas nécessairement fatale. Le cas suivant montre que la guérison a suivi cet accident.

(Obs. XXVII). — Un homme de 37 ans qui avait reçu un coup de pied de cheval, entra en juin 1858 à Saint-Georges Hospital. Le malade était très faible au moment de l'entrée, et il s'affaiblit tellement encore en peu de temps, qu'on pensa qu'il était mourant. Néanmoins il se remit graduellement.

Au bout de quelque temps, on observa une saillie de la région hépatique. La rate commença à se tuméfier, et continua ainsi quelque temps. L'urine émise était d'abord mêlée de sang; mais le jour qui suivit l'accident, il y avait moins de sang et enfin il n'y en eut plus du tout. Il guérit peu à peu à force de soins, et quitta l'hôpital le 20 juillet, environ six semaines après l'accident, dans un état satisfaisant. Le 14 décembre 1859 il rentra, atteint d'anasarque très-marquée, d'oppression et d'albuminurie. Il mourut le 22 décembre.

Autopsie. — Il y avait de nombreuses adhérences entre le lobe droit du foie et le diaphragme, mais aucune marque de rupture récente. Les deux reins étaient petits, granuleux et remplis de kystes. Le tissu cellulaire autour du rein droit, était très-épaissi. Un vaste épanchement sanguin occupait le bassinet et l'intérieur de ce rein, et communiquait aussi avec l'extérieur de l'organe sous le péritoine. Autour de la glande, il y avait une grande quantité de sang coagulé. La trace de la rupture du rein se suivait difficilement à travers la substance de la glande. Le sang était solide et décoloré en partie seulement. L'uretère était complètement obstrué par le caillot. (*Path. Soc. Trans.* XI, p. 140.)

Observation XXVIII.

Bulletin général de thérapeutique médicale et chirurgicale, vol. 56, année 1859, p. 487. (Observation du Dr Notta.)
Contusion du rein droit. Guérison.

Un cultivateur des environs de Lisieux, âgé de 48 ans, reçoit le 10 avril 1855 un violent coup de pied de cheval dans le côté droit du ventre; renversé sur le coup, il ressent dans le flanc une douleur très-vive, qui l'empêche de se relever. M. le Dr Notta, appelé auprès du blessé trois heures après l'accident, le trouve dans l'état suivant :

Décubitus dorsal, facies pâle, peau froide, pouls petit, à 70°. Le malade exhale des plaintes continuelles et accuse des douleurs horribles dans le flanc droit. A l'examen on ne trouve dans cette région aucune lésion extérieure, pas d'ecchymose. Tout le flanc est très-douloureux à la pression ; la douleur est limitée dans cette région et ne s'irradie que dans le testicule. Le reste de l'abdomen est indolent à la pression. Il y a partout de la sonorité à la percussion, même dans le flanc droit et à l'hypogastre. Enfin le ventre est souple et n'offre aucune tension, aucun météorisme. Pas de nausées, pas de vomissements, pas de hoquets, pas de frissons. Le malade a uriné à plusieurs reprises et en petite quantité à la fois, du sang pur, un verre environ. La miction était extrêmement douloureuse. (Saignée de 500 grammes ; limonade sulfurique ; opium, 10 centigrammes en 10 pilules, une d'heure en heure ; lavement froid, diète.)

Le 11 la nuit a été assez calme, il y a eu même un peu de sommeil. La pression est toujours très-douloureuse dans le flanc ; l'urine contient une forte proportion de sang sans caillots. La miction, plus fréquente qu'à l'état normal, est toujours douloureuse. (Saignée de 600 grammes ; lavement froid ; limonade sulfurique.) Peu de temps après la saignée, le malade éprouva une vive recrudescence de ses douleurs dans le flanc. (20 sangsues sur le flanc ; cataplasmes ; opium, 10 centigrammes en 10 pilules, une d'heure en heure.)

Le 12, la douleur du flanc est calmée ; nuit tranquille. Les urines sont bourbeuses et contiennent encore du sang, qui semble avoir subi un commencement de décomposition. La miction n'est presque plus douloureuse ; 80 pulsations. (Solution de sirop de groseilles, lavement froid avec 30 grammes de sel marin, 15 sangsues sur la région rénale.)

Le 13, le ventre est légèrement distendu par des gaz. Douleurs très-aiguës dans le rein ; le flanc n'est pas tuméfié ; il est très-douloureux à la pression. La pression et la percussion au niveau du rein sont beaucoup moins douloureuses en arrière qu'en avant ; l'urine a toujours le même aspect trouble et rougeâtre. La miction n'est plus douloureuse. (16 sangsues sur le flanc ; eau gommée ; diète ; tous les soirs prendre une des pilules suivantes :

Extrait thébaïque, 30 centig. Poudre de scille, 50 centig. Extrait de datura, 30 centigr. diviser en 6 pilules.)

Le 15, nuit très-calme ; le malade a bien dormi pendant deux heures. La douleur du rein a été calmée après l'application des sangsues.

Le 17, on remarque au-dessus de l'épine iliaque antéro-supérieure une ecchymose de 4 à 5 centimètres d'étendue. Il y a beaucoup moins de douleur dans la région rénale ; cependant la pression sur le flanc ne peut être supportée. Le malade accuse depuis deux jours de la faim (2 potages).

Bloch.   7

A dater du 19, tous les symptômes vont graduellement en diminuant; la fièvre est tombée; le malade se lève et mange.

Le 7 mai, le malade va très-bien; il vaque à ses occupations. Il ne reste plus qu'un peu de sensibilité dans la région du rein à une forte pression; mais cette dernière ne tarde pas elle-même à disparaître.

M. Notta a revu ce malade depuis, et il a appris qu'il n'avait plus rien éprouvé du côté du rein et de la vessie, et que sa santé était resté parfaite.

OBSERVATION XXIX.

Contusion abdominale compliquée de contusion du foie et du rein droit.

Hôpital Beaujon ; conférences cliniques de Jarjavay, article 7387. Journal de médecine et de chirurgie pratiques. Année 1867.

Le 3 août dernier, vers onze heures du soir, un journalier, âgé de 34 ans, tomba du revêtement des fortifications dans les fossés, de telle sorte que la chute eut lieu sur le ventre. Il perdit connaissance pendant quelque temps, puis il fut relevé par des camarades, et aussitôt il eut des vomissements. Cependant il put marcher jusqu'au prochain omnibus, et monta même sur l'impériale, mais vomissant toujours. Arrivé chez lui, il se plaignit de vives douleurs dans le ventre, il continua de vomir toute la nuit, et urina du sang. Le lendemain dans l'après-midi, cet homme fut admis à l'hôpital où le 5 août M. Jarjavay constatait ce qui suit :

Vives douleurs spontanées et provoquées au niveau du rein droit et dans la région du foie; tuméfaction considérable de la paroi abdominale antérieure qui est bombée; sonorité à la percussion, sensibilité extrême de cette paroi; vomissements persistants de matières verdâtres; hématurie; respiration exclusivement thoracique; intolérance de l'estomac qui rejette même des morceaux de glace; face grippée, yeux ternes. La peau présente une teinte ictérique que l'on retrouve aux conjonctives et sous la langue au niveau du frein. Le pouls est petit, à peine sensible.

D'après tous ces symptômes, M. Jarjavay diagnostique une contusion de l'abdomen, compliquée de contusion du foie et du rein droit avec péritonite aiguë consécutive et fait la prescription suivante :

Cataplasme laudanisé; 2 pilules d'extrait thébaïque de 0 gr. 05 chaque; diète; ingestion dans l'estomac de fragments de glace.

Le 6. Les douleurs ont encore augmenté d'intensité, les vomissements sont incessants, pas de garde-robes. La péritonite s'aggrave de plus en plus.

12 ventouses scarifiées en arrière du tronc, sur la région du foie et du rein droit; fomentations émollientes et narcotiques; pilules opiacées, glace.

Le 7. Application de 30 sangsues sur le ventre, suivie d'onctions avec l'onguent mercuriel belladoné.

Le 8. Un peu de soulagement. 0,3 décig. de calomel pour vaincre la constipation.

Le 9. Les douleurs et la sensibilité abdominale sont redevenues excessives, le ballonnement énorme ; aux vomissements s'est joint un hoquet continuel ; pourtant il y a une selle dans la nuit, ce qui indique qu'il n'y a pas de rupture dans l'intestin. Mais, à partir de ce jour, la situation devient désespérée, et le malade meurt dans la nuit du 10 au 11 août

Autopsie. L'autopsie offrait ici un grand intérêt, et voici ce qu'elle a révélé :

Vaste épanchement de sang entre les muscles de la paroi abdominale antérieure au-dessus de l'aîne droite ; épanchement également sanguin dans le médiastin antérieur et dans la cavité abdominale ; infiltration du même liquide dans le tissu cellulaire sous-péritonéal. Le foie, le cæcum, le côlon transverse et l'estomac étaient contusionnés, ecchymosés ; le rein droit complètement enveloppé de caillots sanguins dont la masse formait environ un volume de trois poings réunis, était lui-même déchiré, broyé et séparé en deux parties inégales qui tenaient encore l'une à l'autre par un pédicule de 1 centimètre d'épaisseur et présentaient de nombreuses traces de contusion.

OBSERVATION XXX.

Déchirure du rein gauche et de la rate. Observation de M. Marjolin.

Bulletins de la Société de chirurgie. Séance du 16 octobre 1867. M. Marjolin présente des pièces pathologiques et remet la note suivante :

Le 14 octobre, le jeune X... âgé de 9 ans, grand, d'une bonne constitution, s'amusant à glisser le long d'une rampe d'un escalier, tomba de la hauteur d'un quatrième ; dans sa chute, il rencontra un bec de gaz qu'il brisa. Pendant quelques instants, il perdit connaissance ; mais, lorsque deux heures à peine après l'accident, il fut amené à Sainte Eugénie, il avait entièrement recouvré connaissance et était dans une vive agitation.

Le visage était pâle, exprimant une excessive souffrance, les pupilles peu dilatées, les extrémités froides ; le pouls à peine sensible à l'artère radiale, se sentait encore bien à l'artère crurale et était très-fréquent. Nulle part, sur le corps, on ne voyait de traces de contusions avec épanchement sanguin ; nulle part il n'y avait d'emphysème. La nature de l'accident et l'état que je viens de décrire me firent penser que le pronostic était très-grave ; que très-probablement il existait une hémorrhagie interne, et que le blessé ne tarderait pas à succomber. C'est ce qui arriva : il y eut de l'agitation, quelques mouvements convulsifs, et la mort survint au bout d'une heure environ.

Autopsie. L'autopsie, faite vingt-quatre heures après, nous fit connaître les lésions suivantes :

A peine des traces d'ecchymoses sur le tronc; pas d'emphysème; les poumons étaient intacts; seulement, du côté gauche, tout le long de la colonne vertébrale, dans le tissu cellulaire sous-pleural, existait un épanchement de sang considérable, principalement au niveau des septième, huitième, neuvième et dixième côtes, qui étaient fracturées très-près du corps des vertèbres, sans déchirure de la plèvre. Dans la cavité abdominale, il y avait du sang épanché, principalement dans le tissu cellulaire sous-péritonéal du côté gauche; cet épanchement, très-abondant, peu coagulé, suivait la direction du muscle iléo-lombaire.

La rate était contuse, déchirée; presque toute la moitié supérieure du rein gauche était comme écrasée, et une partie assez considérable de cet organe en était complètement détachée. La vessie contenait du sang, ce qui expliquait la cause de l'écoulement sanguin qui avait eu lieu par la verge quelques instants après la mort.

OBSERVATIONS XXXI, XXXII et XXXIII.
Trois observations (1) de contusions des reins. Par M. J. Liard, médecin-major de 1re classe.

1re Observation (n° 31). Déchirure du rein gauche, suite de contusion dans une chute. Hémorrhagie prolongée. Guérison.

Le samedi, 14 décembre 1861, le maréchal des logis de G... du 1er régiment de carabiniers, âgé de 30 ans, d'un tempérament sanguin, d'une forte constitution, alerte, très-actif, jouissant habituellement d'une bonne santé, fait une chute sur le côté d'une hauteur d'environ 1 mètre 50, tombant tout d'une pièce, le corps raide, sur une poutre placée près des deux barres parallèles du gymnase.

Il ressent aussitôt une très-vive douleur dans le flanc gauche, immédiatement sous les dernières côtes, se roule sur la paille, couché sur le ventre, pour calmer ses souffrances, qu'il caractérise d'horribles, puis tombe presque en syncope. L'anxiété respiratoire augmente en même temps qu'il éprouve une sensation de chaleur douce se répandant dans le siége de la douleur. Il n'a point senti de bouillonnement; sur l'invitation d'un camarade, il urine, et rend du sang pur, liquide, rouge vermeil, sans douleurs pendant ni après l'émission.

Appelé de suite à l'infirmerie, où il a pu se rendre à pied, aidé d'un bras d'ami, je le trouve couché immobile sur le dos, accusant une douleur très-aiguë dans la région rénale gauche, le ventre rétracté, respirant avec peine, la face pâle, le pouls petit, peu fréquent; dans un véritable état de stupeur dû à l'ébranlement général de tout l'organisme, mais l'intelligence nette. Il n'a point eu de nausées, ni de vomissement; la soif modérée.

____

(1) Mémoires de médecine et de chirurgie militaires, 3e série, t. **XIX**, p. 46.

Une heure environ après l'accident, pendant les préparatifs de son trans-port à l'hôpital de Lunéville, il est pris d'une exacerbation très-violente de la douleur rénale et d'anxiété respiratoire avec agitation.

A son arrivée à l'hôpital, après avoir bu une tasse de tilleul chaud, le pouls étant resté petit, fréquent, on se borne à une application de 15 sang-sues *loco dolenti*, suivie de celle d'un cataplasme. M. Gœury lui prescrit : tisane pectorale, potion gommeuse nitrée à 30 centigrammes.

Le 15. La nuit a été sans sommeil. La douleur lombaire très-pénible ne se prolonge pas le long des vaisseaux spermatiques jusqu'à l'aine, avec rétraction douloureuse du testicule, mais elle est exaspérée par les quintes de toux suivies d'une expectoration muqueuse, blanchâtre, très-adhérente au vase, restes d'une bronchite à sa fin.

Ce matin, le pouls s'est relevé et environ à 95 pulsations, assez plein; la peau est modérément chaude, le facies pâle, grippé. Il a eu quelques nau-sées et un vomissement bilieux, pas d'évacuation alvine. Le ventre est tendu, légèrement ballonné. Le malade demande avec instance de l'eau froide au lieu de tisane sucrée; il n'a voulu rien boire depuis hier.

Les urines, rendues facilement en assez grande quantité, sont rougies par du sang liquide, abondant, qui forme vite, au fond du vase un caillot noirâtre, recouvert d'urine teinte en rouge brun.

Prescription : Diète, grand bain de deux heures, cataplasme, tisane pecto-rale, potion nitrée à 30 centigrammes.

Le 16. Nuit sans sommeil. La douleur rénale vive, exaspérée par le moindre mouvement, a cependant permis le décubitus latéral gauche quelques instants, car le décubitus dorsal est le plus habituel et le plus fa-cilement supporté.

La langue, recouverte d'un enduit jaunâtre, est légèrement rouge au pourtour; la soif modérée avec appétence de boissons froides, le ventre tendu, ballonné, douloureux au moindre contact, un peu tympanisé même.

La constipation persiste, ainsi que des nausées fatigantes par leur renou-vellement. Le pouls est à 95, petit, dur; la peau chaude, la céphalalgie assez prononcée.

Prescription : 15 sangsues *loco dolenti*, cataplasme, grand bain de trois heures, tisane et potion *ut suprà*, bouillon coupé.

Le soir à quatre heures, les accidents locaux et généraux ont augmenté ; la peau est brûlante, le pouls fréquent, petit, dur ; la fièvre très-marquée, avec anxiété très-grande et mouvements plus douloureux, quelques nau-sées, langue saburrale.

Deux lavements dans la journée n'ont pu provoquer de selle.

Le sang dans les urines forme un léger dépôt brun.

Le 17. L'insomnie a persisté et l'acuité des douleur a fait garder le dé-cubitus dorsal. Cependant l'abdomen est plus souple, malgré les borborygmes abondants. La [faiblesse a été telle pendant la nuit que de G... a craint une syncope, quelques piqûres de sangsues donnant toujours. Ce matin, la fièvre est moindre ainsi que la soif, mais la constipation persiste.

Prescription : Potages; bain de deux heures; mêmes médicaments; lavements émollients. Sur mon avis, M. Gœury prescrit, contre la tympanite, trois embrocations sur le ventre d'huile de camomille camphrée.

Le sang, qui avait diminué, a augmenté dans les urines, en y conservant toujours une teinte chocolat formant un dépôt grenu au fond du vase. La masse totale du liquide a un aspect brunâtre dû au mélange du sang et de l'urine.

Le 18. Hier, le blessé a dormi trois heures dans la journée, une heure la nuit. Décubitus dorsal, les jambes fléchies pour diminuer la douleur du côté et la tension du ventre qui s'est un peu affaissé, mais les selles manquent toujours; il y a peu de soif et de fièvre ; le facies est souriant. On lui permet quelques tranches de citron.

Prescriptions : Plusieurs potages; bain prolongé; mêmes médicaments qu'hier.

Le soir, anxiété respiratoire, découragement, douleurs très-vives à la moindre pression. Le ventre est plus tendu, mais sans nausées ni vomissements. Dans le bain il a eu une [lipothymie. Le pouls est à 93 au moins, la peau est chaude.

Le 19. On a prescrit dans la soirée d'hier deux lavements avec follicules de séné, 15 grammes; sel de cuisine 20 grammes; à la suite desquels ont eut lieu deux selles féculentes très-abondantes, qui ont beaucoup diminué la tension abdominale, mais singulièrement exaspéré les douleurs de chaque côté de la colonne vertebrale, où l'on ne remarque toujours aucune trace d'ecchymose. Ensuite il y a eu six heures de sommeil.

Ce matin, le ventre est souple, affaissé ; la peau moins chaude; le pouls à 88, 85, médiocrement plein; le facies pâle, mais sans abattement.

L'urine contient de moins en moins de sang; ce matin elle n'en contient pas du tout. La douleur en arrière est la constante préoccupation du blessé, on n'y sent ni dureté ni tuméfaction correspondante. Le décubitus dorsal est toujours le plus commode.

Prescription : Pas de bain; trois frictions d'huile de camomille camphrée; belladone; 4 grammes sur le ventre et le côté; potages.

Le 20. Dans l'après-midi, l'amélioration avait fait de grands progrès. Le malade sentait de moins vives douleurs et pouvait se remuer doucement sans réveiller ses souffrances moins sensibles, même au contact. Il a pu s'asseoir pour être ausculté et faire reconnaître, dans tout le côté droit en arrière, des râles muqueux, un peu d'obscurité du son en bas et à gauche, ainsi qu'un peu de matité,

La peau était modérément chaude; le pouls sans fréquence ni plénitude. Il y avait un sentiment de bien-être général. De G... a pu prendre du potage, des pruneaux et du raisin. A dix heures il a eu une selle copieuse et a dormi toute la nuit.

Aussi ce matin l'état général est excellent. Les mouvements sont assez faciles ; les douleurs spontanées ont cessé et la palpation de la région rénale est moins sensible.

L'urine renferme moins de sang. Celle de ce matin est citrine, transparente et laisse apercevoir au fond du vase un très-léger dépôt grenu, brun. Depuis hier, il y a eu une diminution progressivement croissante et considérable du sang. La bronchite persiste toujours.

Prescription : Trois frictions, aliments légers, raisins.

Le 21. Un lavement émollient donné hier, dans l'après-midi, a provoqué une selle. Le mieux a continué et le nuit a été bonne.

A la visite, l'amélioration se soutient, les mouvements sont faciles, il ne reste plus qu'une douleur sourde peu augmentée par la pression. Les urines de la nuit sont claires, jaune-citron avec dépôt sanguin plus abondant qu'hier; celles rendues ce matin ont un très-léger dépôt.

L'alimentation est portée au quart, raisins. Le malade s'est assis deux heures sur une chaise sans trop souffrir.

22 et 23. Le mieux a continué; la marche a été plus facile et plus prolongée.

La quantité de sang a diminué encore dans les urines, qui sont seulement un peu foncées avec un dépôt muqueux à la décantation. La toux seule réveille les douleurs, mais le sommeil est réparateur et toutes les fonctions s'exécutent bien.

Le 24. Le sang a disparu des urines. La marche et les mouvements ne provoquent pas beaucoup de douleurs; l'appétit est seulement très-peu développé.

Le 25. Le convalescent marche facilement et reste levé plusieurs heures. Les urines sont claires, limpides, naturelles.

Le 26. Même état.

L'urine rendue cette nuit est transparente et laisse voir un dépôt peu abondant, grenu, brun, qui dans la décantation, donne au liquide un aspect bourbeux.

Le 27. Même état; même aspect de l'urine, le dépôt plus abondant.

De G... a remarqué que lorsque la miction a lieu debout, elle n'est suivie d'aucune sensation, tandis que dans le décubitus il y a, pendant quelques minutes, sensation d'un poids, d'un corps qui viendrait boucher le col de la vessie. Du reste, il marche et se promène sans éprouver de douleurs.

Le 31. Il reste encore un dépôt qui, par le mouvement, donne à l'urine une teinte acajou foncé.

1er-3 janvier 1862. Quelques douleurs, un peu de gêne dans les lombes en marchant. Petite douleur intra-vésicale toujours après avoir uriné. Refuse le cathétérisme.

Parti le 6 janvier en congé de convalescence dans l'état suivant : marche lente, un peu difficile par les douleurs lombaires; léger dépôt persistant dans les urines transparentes; sensation d'un poids, d'une dureté dans la vessie après la miction.

Réflexions. — La circonstance d'une chute sur la région rénale, la douleur immédiate, ainsi que l'hématurie, suffisent bien pour reconnaître une contusion du rein.

Mais cette contusion directe peut offrir tous les degrés, depuis la déchirure jusqu'à l'écrasement (écrasement dont je viens d'observer un exemple à l'hôpital de Tours, chez un roulier, sur le ventre duquel a passé sa voiture, et mort au bout de vingt-quatre heures avec des accidents de péritonite. A l'autopsie, on a trouvé le rein droit réduit en bouillie).

A la douleur rénale, subite chez de G..., est venue, peu d'instants après, témoigner d'une déchirure, une hématurie très-abondante. On admet généralement que son abondance est en rapport avec la gravité de la lésion : peu abondante et même difficilement reconnaissable, lorsque la substance corticale seule a été déchirée et dans une petite étendue, l'hématurie est constituée, lorsque la contusion atteint les calices et le bassinet, par du sang presque pur, rendu dans les premiers moments par l'urèthre, tout d'un coup, à époques plus ou moins éloignées, et non constamment, et goutte à goutte sans efforts.

Chez notre malade, les accidents consécutifs ont été une fièvre assez intense, mais de courte durée; un redoublement des douleurs rénales, une tension, un ballonnement du ventre avec peu de vomissements, mais de la céphalalgie et de l'anxiété.

Un fait à noter, ce sont les variations dans la quantité du sang contenu dans les urines; ses disparitions temporaires; ce qui semblerait indiquer l'existence de quelque caillot dont une sécrétion rénale plus ou moins rapide et tranquille enlèverait quelques parcelles. En général, les urines du matin contenaient moins de dépôt que celles de la journée ou du commencement de la nuit.

Enfin notons, comme devant attirer l'attention, la sensation qui suit l'émission des urines, car il n'y a pas de symptôme de cystite.

De G... s'est fait exonérer.

2e OBS. (n° 32). — Contusion du rein gauche par un coup de pied de cheval. — Hématurie. — Guérison.

Environ un mois après l'accident qui fait le sujet de la première observation, un autre carabinier, très-fort, reçut dans la région lombaire gauche, au niveau des dernières côtes, un violent coup de pied de cheval qui le jeta par terre. Relevé aussitôt, il accusa de très-vives douleurs dans le siége de la contusion.

Je l'examinai, peu de temps après l'accident, à l'infirmerie, où il fut conduit avec peine par ses camarades. Je le trouvai assis, soutenant avec ses mains la partie thoracique gauche et le tronc incliné de ce côté ; la face pâle, le pouls petit, fréquent; la peau froide; la respiration courte, saccadée, arrêtée par la douleur; criant au moindre contact. Il n'avait eu ni syncope, ni vomissement ou envies de vomir.

En voyant seulement l'oppression, la dyspnée, l'anxiété respiratoire, le siége de la douleur, je crus à une contusion pulmonaire, de celles que l'on range dans le premier degré, car il n'y avait pas eu de crachement de sang. Je ne pus percuter ni ausculter, à cause de l'acuité de la douleur; je m'assurai cependant qu'il n'y avait pas de fracture de côte.

Vu le siége de la contusion, j'avais négligé de m'informer si le blessé avait uriné. Transporté à l'hôpital plus d'une heure après l'accident, le malade rendit des urines rouges, sanguinolentes, qui donnèrent bientôt un caillot de 100 à 125 grammes au fond du vase.

Quinze sangsues, malgré le peu de réaction, furent appliquées *dolenti loco* et suivies de l'application d'un cataplasme. On donne de la tisane pectorale et une potion nitrée à 30 centigrammes.

En huit jours, tout cet appareil de symptômes s'améliora, et graduellement le sang diminua dans les urines pour ne plus y reparaître après une première disparition au bout de six jours.

La douleur extérieure persista encore un septénaire en s'affaiblissant.

La lésion avait été, sans doute, moins profonde, puisque le blessé avait pu rester longtemps sans uriner. Elle avait porté sur l'extrémité supérieure du rein.

Les accidents du côté du ventre furent peu prononcés.

Du côté du poumon ils furent plus sérieux et cédèrent à une nouvelle application de sangsues, à une saignée.

Au bout de 15 à 16 jours la guérison était complète et il obtient un congé de convalescence.

3e Obs. (no 33). — Contusion du rein gauche par contre coup dans une chute d'un lieu élevé. — Hématurie. — Guérison. — Réflexions de M. Bégin, professeur de clinique chirurgicale.

Ces deux faits et un troisième arrivé au dépôt à Toul, dont je regrette de ne plus avoir la relation écrite ni un souvenir assez précis, ayant attiré mon attention, je retrouvai, parmi mes notes de la clinique de Bégin, dans laquelle je faisais le service, une observation qui se rattache à une lésion des reins, non plus par cause directe, mais par contre-coup, dont Bazile a admis la possibilité dans un mémoire lu à l'Académie de chirurgie.

Voici le fait et les réflexions de l'ancien professeur de clinique chirurgicale du Val-de-Grâce :

Hier soir, 1er juillet 1842, il est entré un homme dans des conditions graves. Il était tombé d'une hauteur de 15 pieds, par suite d'un éboulement de terre, sur la tête et le côté gauche.

Il se rappelle qu'au moment de l'accident il a ressenti une sorte de bouillonnement dans le ventre, a perdu connaissance, a eu des nausées, des vomissements et a pissé du sang. A son arrivée, l'intelligence était nette. On l'a apporté après lui avoir fait une saignée et appliqué des ventouses scarifiées sur l'abdomen.

Pour bien diagnostiquer l'organe lésé, il faut diviser l'abdomen en deux parties au niveau de l'abdomen : l'hypogastrique est saillante, molle, sonore; l'épigastrique est contractée et plus dure. Si l'on touche les fausses côtes des deux côtés, on cause de la douleur, diminuant de gauche à droite. Dans le flanc et l'hypochondre gauche, la douleur est très-intense. Le pouls est médiocrement serré et fréquent. Après le premier vomissement il n'y en a pas eu d'autre, ni éructation, ni soif. L'urine est fortement teinte de sang; il n'en est sorti aucune quantité avec les matières fécales. Il y a quelques traces d'ancienne bronchite.

Quel est le désordre? Assez souvent, dans ces circonstances, le foie et la rate sont affectés, comme ayant le parenchyme le plus friable et le poids le plus considérable. Chez cet homme, le foie n'a subi aucune lésion, car il n'y a aucune douleur. Les fonctions de la rate sont trop peu connues pour rien préjuger.

L'estomac n'a éprouvé qu'un léger ébranlement, car il n'y a pas eu d'hématémèse ; il reçoit bien les liquides sans les vomir.

Le canal intestinal a peu souffert. Dans les ébranlements en masse, rarement il est lésé, il est trop flottant, il faut une percussion directe et circonscrite. Le gros intestin aurait pu souffrir s'il avait été plein de matières, mais les selles n'ont pas été sanguinolentes.

Cet homme a rendu du sang avec les urines, d'où vient-il? De la vessie ou du rein ?

Du rein, la chose est possible; en effet, il a une texture solide et un poids considérable, eu égard à son volume. Les douleurs se font sentir dans un endroit correspondant à cet organe et surtout à gauche. Ce serait donc le rein gauche qui aurait souffert. Le sang versé par lui se mêle en quantité plus ou moins considérable à l'urine sécrétée par lui et celui du côté opposé.

Ce fait est le plus probable, car la vessie ne souffre guère que lorsqu'elle contient une certaine quantité d'urine ; or cet homme avait uriné une heure environ avant l'accident. Elle contenait donc une faible quantité du liquide et insuffisante pour qu'il y eût déchirure des parois.

D'un autre côté, la déchirure ne peut avoir lieu à l'intérieur que dans deux points : le sommet ou le col de la vessie. Or, une déchirure à la partie supérieure aurait donné lieu à un épanchement d'urine dans le péritoine, à une péritonite suraiguë, et le malheureux serait presque agonisant à cette heure. Le journal de chirurgie militaire renferme plusieurs cas de rupture de la vessie chez des hommes qui, rentrant ivres, se jettent par les fenêtres qu'ils prennent pour la porte. Il en résulte un pressant besoin d'uriner, qu'ils ne peuvent satisfaire ; l'organe se tuméfie et on a tous les signes d'une péritonite. Toute l'urine passe dans la cavité abdominale et, par l'effet de la maladie, la sécrétion elle-même est diminuée.

Si la déchirure intéresse le col de la vessie, l'urine pénètre le tissu cellulaire, mais avec difficulté ; une faible quantité chargée du sang de la déchirure est expulsée au dehors. Cependant cela est difficile à croire, car il y a trop peu de douleur, de fièvre et d'agitation pour que de pareilles douleurs existent.

Enfin, y a-t-il un simple ébranlement de la muqueuse vésicale, et le sang provient-il des capillaires sanguins déchirés ?

S'il y avait peu de sang, ce serait possible, mais la quantité est trop considérable ; il y a un caillot épais au fond du vase. Notons que la muqueuse vésicale est très-blanche et peu vasculaire.

Nous concluons donc qu'il y a une déchirure partielle du parenchyme du rein. Il est vrai que la rétraction du testicule du côté lésé manque, mais c'est un signe sympathique qui peut manquer.

Du reste, qu'il y ait déchirure partielle des parois vésicales ou du parenchyme rénal, le traitement reste le même. Diète, repos, saignées locales abondantes, fomentations émollientes (ce matin, 30 sangsues sur le ventre et deux lavements ont été prescrits.)

Il faut bien se garder d'introduire une sonde dans la vessie, car il urine bien, et si la déchirure était incomplète elle pourrait être achevée par la sonde elle-même. Si la rupture était petite, elle augmenterait la douleur et l'ouverture ; s'il y avait rétention d'urine avec matité, causée par quelque caillot sanguin, on introduirait la sonde et même on ferait une injection.

5. Cet homme est dans une position meilleure et cependant il présente des symptômes fâcheux ; c'est une sorte de pulvérulence de la peau du visage, un teint grisâtre, un facies grippé ; toutefois il y a peu de fièvre, le pouls s'est ralenti, le ventre est plus souple ; la section des parois abdominales n'existe plus ; la douleur a disparu dans toute la paroi abdominale, sauf vers le rein gauche ; il rend toujours beaucoup de sang intimement mêlé à l'urine sans former de caillot. Ce fait semble prouver que le sang vient du rein ; en effet, dans les premiers temps, le rein étant déchiré,

devait jeter une quantité de sang assez considérable ; or, le sang de la vessie mêlé à l'urine, de même que celui du rein ne s'y mêle que comme le sang à l'eau dans une saignée du pied ; la partie fibrineuse forme un caillot au fond du vase ou des caillots distincts, irréguliers, nageant dans un liquide clair ou faiblement coloré. Mais, quand le rein versera du sang en petite quantité, l'urine se combinera à lui molécule à molécule, n'ayant pas de tendance à former de caillot. Il n'existe aucune trace d'inflammation de la vessie ou des parties voisines. Il a été saigné hier ; on lui donnera aujourd'hui un lavement ; on lui fera des embrocations d'huile camphrée (bouillon maigre et pruneaux).

Le 9, l'état de ce malade est satisfaisant. Il y a peu de douleur, le teint est clair, le pouls est calme. Seulement il rend toujours du sang, mêlé molécule à molécule à l'urine. Tout fait présumer que cela tient à une lésion du rein non encore cicatrisée.

La guérison complète ne tardera pas.

OBSERVATIONS XXXIV et XXXV.

Billroth : Chirurgische Klinik. Zurich 1860-67. P. 313 et 314.

Nous avons observé deux fois le traumatisme de la région rénale gauche avec contusion du rein. Nous avons pensé qu'il en était ainsi parce que deux blessés (un jeune batelier bien constitué, âgé de 18 ans et un maçon, âgé de 20 ans) étaient tombés sur la région lombaire contre une poutre, qu'ils eurent bientôt, après la contusion, des urines contenant du sang en proportion notable. Les urines conservèrent pendant plusieurs jours leur coloration sanguinolente, puis elles devinrent limpides, et enfin on y trouva une certaine quantité d'albumine. Chez l'un des malades, l'albuminurie disparut en même temps que l'hématurie ; les douleurs cessèrent et il s'en suivit une pleine guérison. Chez l'autre, les urines contenaient encore de l'albumine plusieurs semaines après l'accident, malgré la disparition de l'hématurie. Comme le malade n'éprouvait aucun malaise de sa lésion et qu'il ne ressentait plus de douleurs, on ne put le retenir plus longtemps à l'hôpital, et sur sa demande on lui accorda sa sortie le 15 janvier 1866. (A ce moment il avait encore de l'albumine dans les urines). En mai 1866, j'eus des renseignements sur ce malade ; j'appris qu'il avait repris son travail après avoir quitté l'hôpital, et qu'il s'était toujours bien porté jusque-là ; mais il m'a été impossible de m'assurer si l'albuminurie existait encore, parce que cet homme avait quitté la Suisse. On peut sans doute supposer qu'il était atteint d'albuminurie avant l'accident, mais on peut aussi certifier que l'albuminurie a été la conséquence d'une néphrite, passée à l'état chronique, néphrite qui se produisit à la suite d'une rupture interstitielle du rein, et qui guérit plus tard.

Observation XXXVI.

Thèse de Paris 1870. Ravel p. 50.

Hôpital de la Piété, service de M. Broca, 18 mai 1869. Observation communiquée par M. Danton à M. Ravel.

Fractures de côtes, compliquées de contusion du rein.

Au no 13 de la salle Saint-Louis, est couché un homme de 40 ans, entré le 18 mai, à la suite d'une chute qu'il a faite sur le dos. Cet homme, chauffeur de profession, a perdu l'équilibre en travaillant sur le bord d'une trappe. La région lombaire vint frapper le bord de la trappe, et il alla tomber sur un des camarades qui travaillait au-dessous. Il sentit immédiatement une douleur vive dans la région lombaire ; la marche était pénible, et même presque impossible. Il urina cinq minutes environ après l'accident, et d'après ce qu'il raconte, ses urines contenaient une proportion considérable de sang. On le transporta immédiatement à l'hôpital.

Le lendemain 19 mai, voici quel était son état : à la région lombaire droite, la peau était tuméfiée dans une étendue qu'on pouvait évaluer à la largeur de la paume de la main. En touchant cette tuméfaction, on faisait éprouver de vives douleurs au malade, et on sentait bien nettement la mobilité des fragments des onzième et douzième côtes droites qui étaient fracturées.

Ces fractures siégeaient à peu de distance des articulations costo-vertébrales : elles était obliquement dirigées de haut en bas et dedans en dehors. Il y avait environ deux travers de doigt des apophyses épineuses des vertèbres lombaires au siége de la fracture de la onzième côte, tandis que, faisant la même mensuration pour la douzième, on trouvait trois travers de doigt.

On nous montre l'urine que le malade avait rendue à trois heures du matin ; il y en avait environ 500 grammes, et on pouvait évaluer à près de moitié la quantité de sang qu'elle contenait. Il y avait donc aussi contusion du rein droit.

La région lombaire gauche était intacte, on pouvait voir encore une tuméfaction peu étendue siégeant au-dessous du mamelon droit ; mais cette tuméfaction n'était pas douloureuse, et les côtes n'étaient pas fracturées en ce point, on ne sentait ni mobilité, ni crépitation.

Ce dernier gonflement était dû probablement au choc qu'avait éprouvé le malade en tombant sur son camarade.

19 mai. On applique 6 ventouses scarifiées sur la région lombaire droite, et le 20 un bandage de corps.

Le 21. Le malade allait parfaitement ; il n'avait pas de fièvre, avait bon appétit ; la quantité de sang contenue dans l'urine avait aussi diminué.

Le 22. Le malade paraît toujours aller bien, l'hématurie a encore diminué, seulement on perçoit un emphysème étendu de la crête iliaque droite aux onzième et douzième côtes fracturées. On se demande si on n'a point affaire à un emphysème pulmonaire, car il n'est pas parfaitement démontré que la dixième côte ne soit pas fracturée. On songe aussi à un épanchement d'urine dans ces points, à une infiltration de sang; toutefois il n'y a pas d'ecchymose. Le malade nous donne quelques craintes à ce sujet.

Le 23. La crépitation n'existe plus, les urines sont claires et normales; l'emphysème qui avait donné quelque inquiétude n'était dû probablement qu'à une infiltration de gaz.

Les jours suivants le malade va toujours mieux, il se lève, marche même sans difficultés; toutefois le 1er juin, il éprouva encore une légère douleur en se baissant.

8 juin. Il part pour Vincennes.

OBSERVATION XXXVII.

(Hilton John. Guy's hospital, rep XIII. London.)
Rupture du rein gauche, terminée par la mort. Autopsie.

D..., âgé de 21 ans, fut admis le 20 juin 1866 à l'hôpital, à 10 heures 30 minutes du matin. Ce malade était un laboureur robuste, bien bâti, qui avait toujours joui d'une bonne santé.

Après avoir bu copieusement du porter, il traversa une voie ferrée, lorsqu'une locomotive, qui se mouvait lentement, le heurta contre les rails. Il est à supposer que l'abdomen fut comprimé par le tampon de la machine.

Quelque temps après son entrée à l'hôpital, il était plongé dans un demi sommeil d'ivresse; les deux pupilles réagissaient à la lumière; il rendait par le vomissement une substance liquide, colorée en brun par le porter qu'il venait d'avaler, mais sans trace de sang. Il était pâle et froid, le pouls était lent et petit. Le malade était couché sur le côté gauche, et se plaignait d'une violente douleur dans l'abdomen, juste au-dessous des côtes, douleur exagérée par la plus légère pression. Les inspirations profondes n'étaient pas pénibles, mais la toux était douloureusement ressentie. En raison de la douleur, on fit une injection hypodermique d'un décigramme de morphine. On n'administra pas ce médicament par la bouche, à cause du vomissement.

21 juin (2e jour). Le malade n'a pas eu de sommeil. Les vomissements et la douleur ont persisté. Pouls 116, très-faible. En l'absence de l'infirmier il alla à la garde-robe, de sorte qu'on ne peut examiner ni ses urines ni ses selles.

(2 heures 30 du soir). Grandes douleurs dans le ventre; impossibilité d'uriner. Le cathétérisme amena une pinte et demie d'une urine sanguinolente; ce qui procura un soulagement immédiat. On prescrivit l'opium, la diète lactée et de la glace; cependant on limita autant que possible la quantité de boissons. Lavements nutritifs en cas de vomissements.

Le 22 (3ᵉ jour). Urine sanguinolente, persistance des vomissements; cependant, le malade supporte sans le vomir un peu de teinture d'opium, dont il prit pendant vingt-quatre heures d'assez faibles doses. Grande douleur dans l'abdomen, surtout du côté gauche. Il n'a pas de selle, ce qui semble beaucoup l'inquiéter. Prescription : Lavement d'une pinte d'eau chaude.

Le 25. Pendant les trois jours précédents les symptômes se sont amendés. L'urine a été moins sanguinolente, plus claire, sans caillots; la douleur est diminuée, malgré la tension du ventre. On supprime l'opium; les vomissements ont cessé. Le lait n'étant pas bien supporté, le malade demandait des aliments solides et stimulants qu'on ne lui avait pas encore permis. Il a bonne apparence; teint naturel de la peau. Pouls à 84, toujours pas de selles. Prescription : lavement d'une pinte et demie d'eau chaude additionnée d'huile de castoreum; ce qui amena une selle solide.

Le 26 (7ᵉ jour). Le ventre est moins tendu, depuis la dernière selle. Prescription : gelée de viande et poulets.

Le 27 (8ᵉ jour). Urine plus sanguinolente, et contenant des cristaux de phosphate ammoniaco-magnésien. On continue une alimentation solide, — teinture d'opium à prendre ; une partie de suite, et même prescription pour le soir.

Le 28 (9ᵉ jour). Pas de changement dans l'urine depuis hier. Beaucoup de douleurs dans la région lombaire. Pouls filiforme à 76. Le malade avait pris de la gelée de viande, des œufs et deux parties de lait par jour.

2 juillet (13ᵉ jour). Les douleurs lombaires persistent. L'urine est moins sanguinolente.

A 9 heures 30 du soir, vomissements et douleurs dans la région lombaire gauche. Peu de temps après, expulsion par l'urèthre d'une certaine quantité de sang (la valeur d'une cuillerée à bouche). Grande dépression des forces. Grosses gouttes de sueur sur le visage; pouls très-faible.—On comprime avec une bande la moitié gauche du ventre. Teinture d'opium. (Même prescription dans une heure.)

Le 3 (14ᵉ jour). Impossibilité de la miction, le cathéter introduit est bientôt arrêté ; en le ramenant on trouve dans l'œil de la sonde un caillot de sang noir.

Le 5 (16ᵉ jour). L'urine très-foncée s'échappa subitement avant que le malade n'ait eu le temps de saisir le vase. Rien de particulièrement grave dans l'état général.

Le 6 (17ᵉ jour). Urine ammoniacale ; 3 mictions dans le cours de la journée. L'émission de l'urine était très-douloureuse avant l'usage du cathéter; mais le malade ressentait du soulagement, aussitôt que l'instrument était parvenu à une petite distance dans l'urèthre, et avant que l'urine ne s'échappât. Il éprouvait de la douleur au bout de la verge, semblable à celle qui accompagne les calculs vésicaux. L'ergot de seigle ayant été trouvé parfois utile dans l'hémoptysie, M. Hilton fit prescrire cette substance.

Le 7 (18e jour). Urine très-ammoniacale; le cathéter ramène des caillots de sang de la vessie. Appétit faible, langue chargée, ventre tendu; pas de selles. Un lavement d'eau chaude avec une once d'huile de castoreum fut suivi d'une évacuation de selles dures et moulées.

Le 8 (19e jour). Vomit tout ce qu'il prend; des caillots arrivent à tout moment de la vessie et empêchent l'urine de passer. Grande distension de la vessie. Très-grande anxiété.

Le cathéter n° 11 ayant passé, l'urine peut s'échapper en partie. Pouls 112, petit; sueurs copieuses. La peau avait une apparence jaunâtre spéciale, comme celle de l'anémie consécutive aux grandes pertes de sang.

Injection sous-cutanée de 1/2 grain de morphine.

9 juillet (20e jour). Le cathéter passe; les caillots de sang provenant de la vessie examinés avec soin, sont fortement bruns ou noirs, mêlés d'une substance blanchâtre qui les baigne par-ci par-là. Quand on les plonge dans l'eau, ils prennent des formes irrégulières et multiples. M. Hilton pensa, d'après leur forme, que quelques-uns d'entre eux s'étaient formés dans le bassinet, lui-même rompu et changé d'aspect, et que les autres s'étaient moulés sur les uretères.

Le malade demanda du porter. On prescrit du bœuf et du mouton avec une demi-pinte de porter.

Le 10 (21e jour). Pouls 112, filiforme. Moins de caillots dans l'urine. Injection d'eau chaude dans la vessie, dans l'intention de ramollir quelques-uns des caillots. Teinture d'opium.

Le 12 (23e jour). Le malade était plus faible et en train de vomir. Le traitement l'a un peu fatigué. On prescrit encore de la teinture d'opium et du vin.

Le 13 (24e jour). Il refuse toute nourriture et s'émacie. Pouls 144. Le ventre est très-ballonné et sonore à la percussion, excepté au côté gauche, au-dessus de la région rénale, où l'on perçoit une tumeur mate. Délire par intervalles. Prescription. Champagne. Celui-ci est supporté.

Le 14 (25e jour). Est encore en vie, mais se trouve en plein délire; coma, le malade va évidemment succomber.

Le 15 (26e jour). Mort à une heure après-midi.

Extrait du rapport du Dr Moxon qui a fait l'autopsie.

Distension tympanitique considérable de l'abdomen, au point qu'à droite le colon tranverse atteint la sixième côte et qu'à gauche, l'estomac s'élève jusqu'à la quatrième côte. Les viscères du thorax sont tellement décomposés qu'on ne peut se faire qu'une idée approximative de leur état réel. Il n'y avait pas de signe évident de lésion du cœur et des poumons. A l'ouverture de l'abdomen des gaz s'échappèrent de la cavité péritonéale; les intestins étaient distendus et fortement colorés en noir. Une certaine quantité de la sérosité sanguinolente contenue dans la cavité péritonéale avait un caractère pathologique, mais il n'y avait pas de trace évidente de péritonite, parce qu'il n'y avait pas de lymphe plastique épanchée ; il n'y avait pas non plus d'injection apparente du péritoine, à cause de la couleur sombre due à la décomposition; de même une certaine quantité de sérosité sanguinolente plus consistante se trouve dans un trou situé à gauche de la colonne vertébrale, en regard de la quatrième vertèbre lombaire. Ce trou est formé par une déchirure qui s'est opérée dans un mince repli du péritoine, d'environ un pouce de diamètre, et les bords de la déchirure sont entourés par une ligne jaunâtre d'une certaine épaisseur. Ce repli se trouve au sommet d'une partie saillante dans la région lombaire gauche, correspondant à la région qu'occupe le rein gauche, répondant en avant au colon descendant, qui y est relié par des adhérences plus épaisses qu'à l'état normal. Cette éminence ne dépasse pas la colonne vertébrale; c'est la saillie antérieure d'une large cavité entourant le rein gauche et remplie de caillots grumeleux de sang dus au traumatisme. Le rein gauche est brisé en deux, et son segment inférieur fendillé transversalement par de nombreuses petites fissures.

L'uretère gauche s'ouvre dans cette large cavité de même qu'une branche de l'artère rénale gauche, où se trouve un petit anévrysme récent. Les veines ne paraissent pas avoir été blessées.

Observation XXXVIII.

(Bergouhnioux, thèse de Féron, n° 44, Paris 1860.)
(Contusion du rein.)
Vaste abcès périnéphrétique, suite de contusion de la région lombaire droite.

Anet V..., 45 ans, cultivateur, tomba du haut d'un noyer dont il gaulait les noix, sur l'extrémité d'un des montants de la hotte qu'il avait laissée au pied de l'arbre; la région lombaire droite porte sur cette extrémité mousse, et c'est là que s'épuise l'effort. Cet homme, ainsi frappé, roule à terre sans autre contusion grave. D'abord transporté chez lui et enveloppé dans une peau de veau fraîchement écorché, V..., éprouve du soulagement; mais, dès qu'il veut uriner, il ressent dans les lombes de vives douleurs, et s'aperçoit qu'il pisse du sang. Justement effrayé, il se fait sur le champ transporter à l'Hôtel-Dieu de Clermont-Ferrand, offrant au moment de son entrée (octobre 1855) les symptômes suivants :

La face est pâle et le malade accuse, avec un peu de frisson, un sentiment de brulûre dans l'hypochondre droit; à la région lombaire, large ecchymose, gonflement, douleurs vives développées par une pression même légère; le point où le montant de la hotte a porté, offre une excoriation peu étendue. La station est impossible, le malade s'accroche à tout ce qui peut le soute-

Bloch.8

nir. La miction est douloureuse, assez fréquente; l'urine est sanguinolente. Quand on palpe la région abdominale au-dessus du rein droit, au-dessous des fausses côtes, on développe une douleur insupportable. — Repos absolu; 30 sangsues aux lombes, à droite.

Le lendemain, l'état fébrile est bien établi, les douleurs n'ont pas cédé; le malade n'ose plus remuer, de peur de les réveiller. Application de ventouses au niveau de l'ecchymose.

Le lendemain, après une nuit d'insomnie avec un peu de délire, l'hématurie a cessé, la fièvre est moins forte. — Cataplasme, émétique en lavage.

Au bout de trois jours, frissons renouvelés, douleurs pulsatives. On constate une saillie à la région lombaire; elle rend le décubitus dorsal impossible; bientôt la fluctuation devient manifeste. — Incision en dehors de la masse sacro-lombaire, suivie de l'issue d'une quantité assez considérable d'un pus phlegmoneux; mèche de charpie dans la plaie.

Les jours suivants les symptômes généraux, rapidement amendés, s'éteignent; la plaie lombaire, qu'on a jugé prudent de débrider, ne laisse écouler que du pus de plus en plus séreux; elle finit par se fermer, et cet homme quitte l'hôpital, bien guéri, après un séjour de quelques semaines.

OBSERVATION XXXIX.

(Contusion du rein.)

Périnéphrite traumatique suppurée; ponction, injections chlorurées, Guérison après de graves accidents.

Extrait de la Gazette hebdomadaire, année 1856. P. 19. Observation du D J. Bienfait.

Le 7 octobre 1852, G..., femme de 29 ans, nourrice depuis neuf mois de son dixième enfant, tombe, du haut de huit marches d'escalier, sur le bord d'un seau, et s'en va rebondir à trois pas de là. Sans tenir compte de fréquentes envies d'uriner et de douleurs, passagères d'ailleurs, qui suivent de près ce double choc, lequel a porté sur le flanc droit, cette femme continue son genre de vie habituel, et ce n'est que le 9 au soir qu'elle est forcée de se mettre au lit. Elle est prise alors de frissons, de vomissements, d'une prostration extrême, de ténesme vésical avec impossibilité de garder les urines, et un lavement laudanisé n'empêche pas ces symptômes d'aller croissant toute la nuit. Je suis donc appelé le lendemain, 10 octobre.

La malade est dans le décubitus dorsal; la face pâle, anxieuse, grippée; le pouls fréquent et petit. L'hypochondre et le flanc droit, sans offrir d'autres traces de contusion, sont tuméfiés, tendus, douloureux, et la sensibilité est assez vive pour en interdire l'exploration même superficielle. Mais les urines rendues depuis la veille ont couvert le fond du vase de mucosités sanguinolentes, indiquant assez, en l'absence de toute lésion appréciable dans le petit bassin, que l'action de la cause traumatique a dû particulièrement intéresser le rein.

A dater de là, malgré une thérapeutique active, les accidents inflammatoires suivent leur cours au milieu d'une fièvre continue avec redoublement de délire nocturne. Le 14, vint s'y joindre une diarrhée abondante qui se prolongea jusqu'au 29. Les vomissements persistent jusqu'au 17, et c'est seulement après trois semaines que la diminution de la douleur permet enfin d'examiner la région malade.

1er novembre. La moitié droite de l'abdomen offre alors un développement considérable; outre que sa partie antérieure proémine beaucoup sur le côté opposé, la concavité normale des lombes et de la région latérale du flanc se trouve remplacée par une voussure rendue plus apparente encore par un peu d'œdème sous-cutané. Naturellement, pour obéir à cette expansion du ventre, les côtes inférieures se sont déjetées en dehors, et au-dessous d'elles, le foie, débordant leur niveau de plus de 1 centimètre, double la paroi abdominale dans un trajet de deux à trois travers de doigt; puis vient après une dépression triangulaire, une tumeur arrondie, volumineuse, qu'on ne peut mieux se figurer qu'en imaginant l'utérus en gestation de six mois, logé dans le flanc et envahissant l'hypochondre. Accolée, suivant toute apparence, à la face inférieure du foie, qu'elle repousse en haut et en avant, cette tumeur s'étend à gauche jusqu'au delà de l'ombilic, en bas jusqu'à la partie supérieure de la fosse iliaque, et transmet à une main placée à plat sur les lombes l'impulsion communiquée à sa partie antérieure ; enfin on y perçoit une fluctuation très-obscure.

Persuadé dès lors qu'il y a une collection purulente à laquelle il faudra tôt ou tard donner issue, qui se fera longtemps attendre, à en juger par l'état d'intégrité parfaite de la peau, je fais deux applications de potasse caustique au niveau de la lame aponévrotique par où se fait la hernie lombaire. Mais avant de passer outre, d'après l'avis d'un confrère distingué, je laisse écouler vingt jours pendant lesquels, l'état général s'aggrave sans cesse; l'état local reste le même, à part une paralysie du membre inférieur droit, qui du reste se dissipe spontanément après quatre jours de durée.

Le 27. Bien que la fluctuation soit toujours très-obscure, de nombreux examens ne me laissèrent plus le moindre doute sur sa réalité; aussi, en l'absence de tout indice d'une prochaine évacuation spontanée, l'affaiblissement progressif de la malade me détermine à une intervention décisive, et je n'hésite pas à plonger un trois-quarts à la partie la plus déclive de la tumeur, entre le centre et le bord vertical du cautère.

A 3 centimètres de profondeur, l'instrument pénètre dans une cavité et livre passage à sept ou huit cuillerées de pus; cette évacuation, évidemment insuffisante, n'amène aucune diminution sensible dans le volume de la tumeur. Mais, toutes mes tentatives pour compléter restant infructueuses, après avoir exploré le trajet où la canule est engagée, je remplace celle-ci par une mèche, comptant bien voir avant peu sortir une quantité considérable de pus.

Le 29. Après quarante-huit heures d'attente, mes prévisions sont justifiées par l'événement. Dans l'espoir de décider la sortie du pus par le mouvement, j'accède à l'instante prière de la malade, de passer quelque temps sur un fauteuil ; et en effet, à peine est-elle assise, qu'elle se sent mouillée et regagne son lit, où, peu d'instants après, je la trouve littéralement inondée d'un pus qui bave encore par la plaie.

Le jour même de la ponction, un véritable appétit s'était manifesté pour la première fois. La nuit suivante, l'accès habituel avait été remplacé par un peu de sommeil paisible ; les urines, jusque-là très-rares, et foncées en couleur, étaient immédiatement devenues beaucoup plus abondantes et plus claires, et le lendemain, nonobstant un peu d'épanchement pleurétique droit antérieurement inaperçu, il y avait eu un mieux déjà appréciable. Mais, pendant les quelques jours qui suivirent cette copieuse évacuation, l'amélioration se prononce. La malade digère bien, passe chaque jour sept ou huit heures sur son fauteuil, et l'épanchement pleurétique se résorbe sans traitement. Néanmoins cet état satisfaisant n'est pas de longue durée, car l'excès de la suppuration ne tarde pas à amener de nouveau l'épuisement des forces, et il devient urgent bientôt d'aviser au moyen d'y mettre un terme le plus promptement possible.

Dans ce but, le 6 decembre, je fais un débridement qui, de la plaie du trois-quarts, s'en va obliquement, en bas et en avant, rejoindre, à 3 centimètres, le bord du cautère ; mèches et injections chlorurées portées chaque jour dans le foyer ; et bien qu'un érysipèle ambulant du bassin, accompagné de symptômes ataxo-adynamiques intenses, vienne, du 13 au 23, mettre encore une fois le comble à la faiblesse de la malade, la cavité morbide arrive, par une diminution graduelle, à se former définitivement le 8 janvier 1853.

Observation XL (personnelle).
Contusion du rein gauche, suivie de guérison. — Hôtel-Dieu, salle Saint-Côme, n° 34, service du Dr Guérin.

Le 26 novembre 1872 à une heure de l'après-midi, le nommé X..., âgé de 38 ans, d'une bonne santé habituelle, travaillait dans un bâtiment en construction, lorsqu'il tomba de sa hauteur sur le côté gauche du corps ; le flanc fut violemment comprimé contre un madrier qui se trouvait sur le sol. Immédiatement après sa chute, cet homme qui venait de déjeuner, eut des vomissements de matières alimentaires ; il éprouva une douleur très-vive

dans le flanc gauche et se sentit extrêmement faible. Comme le lieu de l'accident était très-rapproché de l'Hôtel-Dieu, il vint à pied à l'hôpital; mais
il fut obligé de s'arrêter à chaque pas, car plusieurs fois il faillit se trouver
mal. Le même jour, à la visite du soir, nous trouvons le malade dans l'état
suivant :

Ce malade, couché au n° 34 de la salle Saint-Côme, est dans le décubitus
dorsal ; il est d'une pâleur extrême ; son pouls est petit, la peau froide et
couverte d'une transpiration abondante. Il se plaint d'une vive douleur dans
la partie latérale gauche de l'abdomen et du thorax. Cette douleur se fait
particulièrement sentir à la pression du ventre, immédiatement au-dessous
des fausses côtes et s'étend un peu plus haut sur la partie correspondante
du thorax, du côté de la région splénique ; enfin, en arrière, la région lombaire gauche est aussi extrêmement douloureuse ; les mouvements respiratoires augmentent l'intensité de la douleur ; mais nous constatons qu'il n'y a
pas de fractures de côtes et par l'auscultation de la poitrine nous nous assurons qu'il n'y a pas de lésion de ce côté. Au moment où le malade se soulève
pour se mettre sur son séant, nous remarquons que la pâleur a augmenté et
que les pulsations artérielles sont devenues presque imperceptibles au
toucher. La syncope est imminente, et nous nous empressons de replacer le
malade dans la position longitudinale. Peu à peu, un mieux sensible se manifeste, mais l'état de lipothymie est presque continuel, et nous soupçonnons
une hémorrhagie du côté de la cavité abdominale. En examinant la région
de la vessie, nous nous assurons qu'il n'y a pas de rétention d'urine, et cependant il n'y avait pas encore eu de miction depuis le matin, c'est-à-dire depuis l'accident. Avant de pratiquer le cathétérisme, nous prions le malade
d'uriner si cela est possible. Il rend une certaine quantité d'un liquide
épais, très-rouge et qui n'est autre chose que du sang mêlé à une faible
proportion d'urine. Il y a donc eu une contusion du rein produite par la
chute du corps sur le côté gauche, et par la pression violente du flanc contre
le madrier. — Prescription: vessie de glace sur le ventre et particulièrement sur la région lésée; une pilule d'opium de 5 centigrammes.

Le 27. Le malade a dormi un peu dans la nuit du 26 au 27 novembre ;
mais la pâleur de la face a persisté, et le pouls est toujours filiforme. La
transpiration est très-abondante. Avant la visite du matin il a encore uriné
du sang presque pur. Notre maître M. A. Guérin confirme le diagnostic de
contusion du rein et prescrit une saignée de 300 grammes. On continue
l'application de la glace sur le côté gauche du ventre.

Après la saignée, nouvelle lipothymie.

A la visite du soir, nous constatons que le ventre est ballonné et que les
phénomènes généraux ont conservé la même intensité. De plus, le malade
a eu des hoquet ainsi que des nausées, mais il n'y a pas eu de vomissements :
pas de miction depuis le matin. On pratique le cathétérisme qui n'amène

qu'une très-petite quantité d'urine contenant peu de sang. La douleur persiste.

Le 28. Il a reposé un peu dans la nuit du 27 au 28 novembre. Le pouls s'est relevé et aujourd'hui il a son ampleur ordinaire. La pâleur de la face a aussi diminué. La température est de 36°, les pulsations sont au nombre de 104. Le malade a uriné, et l'on remarque que les urines sont tout à fait limpides et ne contiennent plus de sang. Le ballonnement du ventre n'a pas diminué et la douleur est la même.

Le 29. Le ballonnement du ventre et la douleur persistent.

Prescription : Calomel à doses fractionnées, onctions mercurielles et application de glace sur le ventre. Température 37°. A la visite du soir on constate encore que les urines ne contiennent plus de sang.

Le 30. Même état, température 37°. Pas d'hématurie.

1er décembre. Les urines sont plus foncées, teintes un peu en rouge. Etat général assez satisfaisant.

Le 2. Les urines sont encore plus rouges que la veille et contiennent manifestement une quantité notable de sang. Pas de caillot au fond du vase. Le malade souffre beaucoup de la région latérale gauche de l'abdomen. Le flanc et l'hypochondre sont très-saillants.

Le 3. Très-grande proportion de sang dans les urines; pas de caillots.

Le 4. Dans la nuit du 3 au 4 décembre, on nous appelle en toute hâte, en nous disant que l'état du malade est extrêmement grave. Celui-ci venait d'être pris subitement d'une douleur très-intense dans le côté gauche du ventre et jamais la souffrance n'avait été aussi grande qu'en ce moment. Nous trouvons le malade dans une agitation extrême. Il jette des cris perçants; la face est pâle, grippée. le pouls petit, le ventre ballonné; la région lombaire, le flanc et l'hypochondre du côté gauche sont très-douloureux à la pression. Comme il n'y a pas eu de miction depuis le matin, nous pratiquons le cathétérisme, mais on ne trouve que quelques gouttes d'urine dans la vessie.

Prescription : Un quart de lavement avec 12 gouttes de laudanum.

La nuit a été très-mauvaise. A la visite du matin la face est grippée, la langue est sèche; les gencives sont fuligineuses; le ballonnement du ventre a persisté, mais il n'y a pas eu de vomissements. Les douleurs locales sont lancinantes. Le malade n'a pas encore uriné. Onctions mercurielles, calomel.

A la visite du soir, on sonde le malade, mais il n'y a pas encore d'urine dans la vessie.

Le 5. Même état. M. Guérin pratique le cathétérisme et s'assure que la vessie est tout à fait vide.

Le soir pas encore d'urine. Température 38,6. Pulsations 96. Les douleurs sont toujours très-vives.

Le 6. Enfin le malade a uriné ce matin à cinq heures et a rendu une grande quantité de liquide noirâtre. (L'anurie avait duré 58 heures.) On remarque pour la première fois une petite ecchymose sur le dos de la verge à la partie moyenne et une autre ecchymose sur le scrotum. Pas d'ecchymose à la région lombaire. A partir du moment où les urines ont reparu, l'état général s'est amélioré et la douleur locale a diminué. Le facies est meilleur, le ballonnement du ventre a diminué, et le côté lésé étant moins douloureux à la pression, on constate une tuméfaction intra-abdominale arrondie, dure, mate, occupant tout l'hypochondre gauche et faisant saillir le flanc et la région lombaire du côté correspondant.

Le 7. Les urines sont toujours noirâtres, et comme on les a conservées tous les jours pour étudier la marche de l'hématurie, on remarque au fond du vase un caillot unique, brun, irrégulier, long de 2 centimètres environ et épais d'un demi-centimètre. La formation de ce caillot paraît remonter à plusieurs jours et par l'examen microscopique on constate que c'est bien un caillot sanguin. Il est probable que ce caillot a oblitéré l'uretère gauche et a empêché l'évacuation du sang.

Le 8. L'amélioration va en augmentant, la tumeur du ventre a aussi diminué; la langue n'est plus sèche, mais couverte d'un enduit blanchâtre; urines noires. Température 37,6. Un peu de diarrhée par suite de l'ingestion du calomel. — On supprime ce médicament.

Le 9. Le malade évacue toujours une grande quantité d'urines noires (2 litres 1|2 dans les vingt-quatre heures). La tumeur est toujours très-saillants, mais elle diminue surtout dans le sens vertical . Etat général excellent; moins de diarrhée.

Le 10. Diminution de la tumeur; hématurie. Le malade se plaint de douleurs du côté de la bouche qui est le siége d'une inflammation, produite par les onctions mercurielles. Gargarisme avec alun.

Le 11. Les urines sont toujours sanguinolentes, mais elles ne sont plus noires ; maintenant leur coloration est rongeâtre. Le malade demande à manger.

Le 12. Urines sanguinolentes.

Le 13. Les urines deviennent plus claires. On supprime l'application de la glace sur le ventre.

Le 14. La tumeur est très-limitée maintenant, elle est dure, et à la pression elle est peu douloureuse, Comme nourriture on prescrit une portion.

Du 14 au 17. Les urines conservent leur coloration rougeâtre. Le ventre est souple. L'examen microscopique pratiqué par notre collègue, M. Terrillon, donne les résultats suivants : pas de globules rouges apparents (probablement à cause de [la dissolution de l'hémoglobine dans les urines), quelques globules blancs, petits et granuleux. Pas de cylindres sanguins moulés sur les tubes du rein, cristaux de phosphate ammoniaco-magnésien.

Le 24. Urines rougeâtres. Au microscope, on voit un mucus abondant, des globules purulents, granuleux et quelques globules sanguins et irréguliers.

Le 27. La tumeur diminue tous les jours; aujourd'hui elle a le volume du poing; elle se sent profondément au niveau de la région rénale et elle n'est pas douloureuse.

Le 30. Les urines sont plus claires elles sont rosées; l'état général excellent; le malade demande à quitter l'hôpital. L'examen microscopique des urines a été fait au laboratoire du Collége de France, et on s'est assuré qu'il n'y a pas de cylindres moulés sur les tubes.

Le malade a quitté l'Hôtel-Dieu, le 6 janvier 1873.

Nous avons eu de ses nouvelles à la fin du mois de mars, c'est-à-dire trois mois après sa sortie de l'hôpital, et on nous a dit que les urines étaient aussi limpides qu'autrefois, mais que la douleur n'avait pas encore disparu.

Réflexions. — En comparant cette observation avec les autres qui se trouvent dans ce travail, nous y voyons des caractères communs avec celle-ci et des caractères particuliers.

Caractères communs :

1° Une chute sur un corps résistant qui a fortement comprimé le flanc gauche et a occasionné la contusion du rein. Cette cause de déchirure de l'organe est assez fréquente;

2° Immédiatement après l'accident, il y a des vomissements, puis de la pâleur de la face; un pouls petit et filiforme, des sueurs profuses, du refroidissement des extrémités, enfin des faiblesses. Ces phénomènes sont dus probablement à l'existence d'une hémorrhagie interne. Les symptômes généraux ont été signalés, presque constamment, comme le démontre la lecture des observations.

3o La douleur localisée dans la cavité abdominale, du côté de la région lésée, s'étendant à l'hypochondre, au flanc et à la région lombaire du côté malade, augmentant par la pression, les mouvements et la respiration.

4° L'hématurie se montrant comme conséquence de la déchirure du parenchyme rénal, persistant pendant plusieurs jours pour disparaître complètement à un moment donné, et revenant bientôt après. Cette cessation temporaire de l'hématurie a été notée chez un certain nombre de malades; elle est due probablement à un caillot qui bouche l'uretère du côté malade ou à l'intermittence même de l'hémorrhagie rénale.

5" L'exacerbation subite de la douleur qui s'est montrée sous forme de coliques néphrétiques d'une violence extrême. La crise douloureuse à duré pendant cinquante-huit heures; elle a cessé dès que le sang a pu de nouveau passer dans la vessie, pour être expulsé avec les urines.

Les causes de l'expulsion du caillot de l'uretère paraissent être les suivantes : la rétraction du caillot et l'accumulation progressive du sang au-dessus du coagulum. L'exacerbation de la douleur a été aussi remarquée comme dans notre observation, et elle a eu lieu lorsque déjà la douleur localisée avait diminué et que les malades paraissaient entrer en convalescence.

6° La tumeur intra-abdominale a été particulièrement signalée dans cinq observations. Deux fois, l'hémato-néphrose a causé la tuméfaction et a donné lieu à l'atrophie consécutive du rein qui s'est trouvé transformé en une poche semblable à celle que l'on trouve dans l'hydronéphrose. Dans les trois autres cas, la tumeur a été produite par un épanchement de sang extra et péri-rénal, et cette collection sanguine est presque toujours restée sous-péritonéale. Chez notre malade, y a-t-il eu hémato-néphrose ou collection sanguine périnéphrétique ? En raison de la rapidité avec laquelle l'épanchement s'est formé et de la diminution que celui-ci a subie, lorsque l'amélioration s'est montrée, il est permis de supposer que la tumeur était périnéphrétique.

7° Après la guérison plus ou moins réelle, la douleur est le phénomène qui a persisté le plus longtemps; en effet, elle existe encore le 30 mars, c'est-à-dire trois mois après la disparition des autres symptômes.

Comme caractère particulier, nous trouvons l'anurie, c'est-à-dire la suppression de la sécrétion urinaire, suppression qui a duré cinquante-huit heures. Faisons remarquer cependant que, dans l'observation 15, on parle aussi d'entière suppression d'urine, mais ici ce phénomène a été noté comme conséquence de la suppuration du rein gauche; il n'a duré qu'un jour et lorsque les urines ont reparu, elles contenaient une grande quantité de pus; ajoutons aussi que le rein du côté droit a été trouvé intact.

Les teintes diverses des urines à différentes époques de la maladie (rouge, noire, rosée) se rencontrent dans toutes sortes d'hématuries, et sont dues à la proportion plus ou moins grande de sang mélangé à l'urine. Lorsque la coloration rouge ou rosée a dominé, on a employé l'examen microscopique, mais on n'a trouvé qu'une minime quantité de globules rouges, probablement à cause de la dissolution de la matière colorante (Rayer). D'autres fois on a aussi vu des globules rouges irréguliers.

Les cylindres sanguins, moulés sur les tubes, n'ont pu être retrouvés comme dans le cas de Johnson.

Déchirure de la capsule surrénale.

Épanchement sanguin par rupture d'une capsule surrénale, chez un nouveau-né.

(Bulletins de la Société anatomique, année 1870. 2ᵐᵉ Série, tome 15, p. 26).

M. Hervey.—Cette pièce a été recueillie à la Maternité, sur un enfant né

Bloch.   9

le 4 avril 1870, mort le 14 avril, au moment où on l'amenait à la visite du soir. On avait seulement remarqué le matin qu'il était moins bien portant. Tels sont les seuls renseignements qu'on put avoir à ce moment.

A son autopsie, on rencontra un épanchement de sérosité sanguinolente, occupant toute la cavité abdominale. Dans les parties déclives se trouvaient quelques caillots fibrineux, d'une densité peu considérable. Le foie, la rate, le tube digestif étaient sains. Il en était de même pour les reins, dont la coupe n'offrait aucune altération à l'œil nu. Cependant, en pressant l'uretère, on faisait sourdre un liquide ayant la coloration du sang. Dans la capsule adipeuse existaient plusieurs points ecchymotiques.

La capsule surrénale du côté gauche offrait, dans sa partie médullaire, une coloration rougeâtre ; la substance était très-congestionnée. A droite, la capsule surrénale avait le volume d'une grosse noix. Toute la substance médullaire était convertie en une cavité plus ou moins régulière, limitée par la substance corticale et remplie d'un coagulum sanguin.

Sur la face péritonéale on constatait une déchirure d'environ 1 centimètre et demi de direction transversale, immédiatement au-dessous du foie, et se continuant avec le foyer sanguin.

Les organes thoraciques étaient normaux.

Enfin, dans les fosses cérébelleuses, il y avait aussi un épanchement sanguin, qui se continuait dans le canal rachidien.

Il n'y avait rien de particulier dans la cavité occupée par le cerveau.

Le tissu osseux de l'occipital était le siége d'une infiltration sanguine très-notable.

L'épanchement de sang qui occupait les fosses cérébelleuses *exclusivement* différait en cela des collections analogues qu'on trouve fréquemment chez les enfants nouveau-nés ou les enfants morts pendant le travail de l'accouchement, et qui existent aussi bien dans les cavités encéphaliques que dans les cavités abdominale et thoracique.

D'ailleurs, informations prises, on sut que le lendemain de sa naissance, deux jours avant sa mort, cet enfant était tombé du lit de sa mère pendant qu'elle l'emmaillottait.

La chute avait eu lieu probablement sur la tête, puis sur la région des reins, d'où l'infiltration sanguine de l'occipital et l'épanchement de sang dans les cavités cérébelleuses, d'où enfin l'apoplexie des capsules surrénales et production d'un foyer sanguin dans celle du côté droit, dont la rupture avait été l'origine de l'épanchement abdominal.

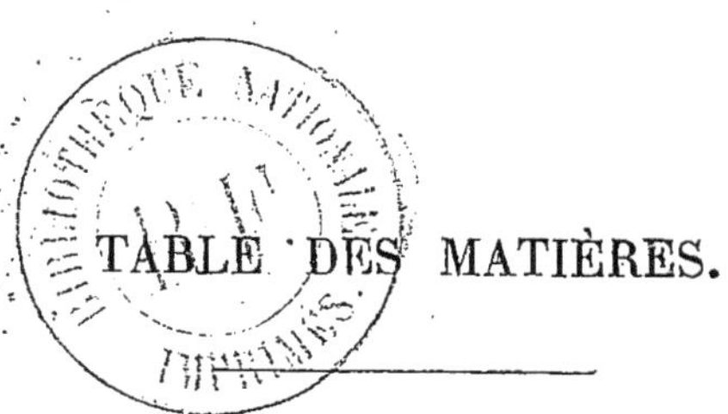

TABLE DES MATIÈRES.

OBSERVATIONS

Paris. A PARENT, imprimeur de la Faculté de Médecine, rue M -le-Prince, 31.